T0145112

IT kompakt

Werke der „kompakt-Reihe" zu wichtigen Konzepten und Technologien der IT-Branche:

- ermöglichen einen raschen Einstieg,
- bieten einen fundierten Überblick,
- sind praxisorientiert, aktuell und immer ihren Preis wert.

Weitere Bände in der Reihe
http://www.springer.com/series/8297

Holm Landrock · Andreas Gadatsch

Big Data im Gesundheitswesen kompakt

Konzepte, Lösungen, Visionen

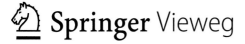

🐎 Springer Vieweg

Holm Landrock
Berlin, Deutschland

Andreas Gadatsch
Sankt Augustin, Deutschland

ISSN 2195-3651   ISSN 2195-366X (electronic)
IT kompakt
ISBN 978-3-658-21095-3   ISBN 978-3-658-21096-0 (eBook)
https://doi.org/10.1007/978-3-658-21096-0

Die Deutsche Nationalbibliothek verzeichnet diese Publikation in der Deutschen Nationalbibliografie; detaillierte bibliografische Daten sind im Internet über http://dnb.d-nb.de abrufbar.

Springer Vieweg

Gedruckt auf säurefreiem und chlorfrei gebleichtem Papier

Springer Vieweg ist Teil von Springer Nature
Die eingetragene Gesellschaft ist Springer Fachmedien Wiesbaden GmbH
Die Anschrift der Gesellschaft ist: Abraham-Lincoln-Str. 46, 65189 Wiesbaden, Germany

Vorwort

Big Data ist immer noch ein junges und spannendes Thema, das sich in vielen Branchen nach und nach etabliert. Seit dem Auftauchen des Begriffs Big Data hat sich eine umfangreiche Landschaft an Technik und Software entwickelt. Das erleichtert die Entwicklung von Big-Data-Anwendungen, weil die Technologien dafür bereits im Markt verfügbar sind.

Das vorliegende Buch versucht Entscheidern, Fachleuten und Personen in Ausbildung im Gesundheitswesen einen ersten Überblick über die Möglichkeiten von Big Data zu geben und anhand von ausgewählten Szenarien mögliche Einsatzmöglichkeiten zu beschreiben.

Die Autoren danken Frau Özge Tetik und Herrn Thomas Neifer, beide Studierende der Betriebswirtschaftslehre an der Hochschule Bonn-Rhein-Sieg, für die kritische Durchsicht des Manuskriptes.

Anregungen und Kritik sind ausdrücklich erwünscht.

Dezember 2017

Andreas Gadatsch
Holm Landrock

Abkürzungsverzeichnis

ADT	Admission Discharge Transfer
AI	Artificial Intelligence
AMTS	Arzneimitteltherapiesicherheit
API	Application Program Interface (Schnittstelle zum Datenaustausch zwischen Programmen)
BAR	Billing Account Record
BDSG	Bundesdatenschutzgesetz
CDO	Chief Digital Officer (Verantwortlicher für Digitalisierungsmaßnahmen), auch: Chief Data Officer (Verantwortlicher für Big-Data-Anwendungen und/oder datengetriebene Geschäftsmodelle)
CEO	Chief Executive Officer (Typischerweise Geschäftsführer)
CIO	Chief Information Officer (Chief Information Officer, typischerweise IT-Leiter)
CRT	Kardiale Resynchronisationstherapie
DFT	Detail Financial Transaction
DICOM	Digital Imaging and Communications in Medicine
DSAnpUG	EU Datenschutz-Anpassungs- und Umsetzungsgesetz EU
DSGVO	Datenschutz-Grundverordnung, vollständiger Titel: Verordnung (EU) 2016/679 des europäischen Parlaments und des Rates vom 27. April 2016 zum Schutz natürlicher Personen bei der Verarbeitung personenbezogener Daten, zum freien Datenverkehr und zur Aufhebung der Richtlinie 95/46/EG (Datenschutz-Grundverordnung)
DV	Datenverarbeitung

eIDAS	EU-Verordnung über elektronische Identifizierung und Vertrauensdienste (vollständig: Verordnung des Europäischen Parlaments und des Rates über elektronische Identifizierung und Vertrauensdienste für elektronische Transaktionen im Binnenmarkt und zur Aufhebung der Richtlinie 1999/93/EG)
EPK	Ereignisgesteuerte Prozesskette
ERM	Entity Relationship Modell
ERP	Enterprise Resource Planning, Software für zentrale Unternehmensprozesse, im Krankenhausumfeld spricht man hier von „Krankenhaus-Informationssystemen (KIS)"
EU	Europäische Union
GPS	Global Positioning System
GPU	Graphics Processing Unit
HANA	High Performance Analytic Appliance (Produkt der SAP AG, Walldorf)
HIF	Health Information Framework
HL7	Health Level 7
ICD	International Statistical Classification of Diseases and Related Health Problems
IEEE	Institute of Electrical and Electronics Engineers
IoT	Internet of Things
IP	Intellectual Property
IT	Informationstechnologie
KI	Künstliche Intelligenz
KIS	Krankenhaus-Informationssystem (Software zur Unterstützung wichtiger Krankenhausprozesse)
LIS	Laboratory Information System
ML	Machine Learning
MRT	Magnetresonanztomographie
NLP	Natural Language Processing
RIS	Radiologie-Informationssystem
PACS	Picture Archiving and Communication System
SGB	Sozialgesetzbuch
SOP	Standard Operation Procedure

Inhaltsverzeichnis

1   **Big Data im Gesundheitswesen**   1
  1.1   Industrie 4.0, Digitalisierung und digitale
        Transformation   2
  1.2   Der Begriff Big Data und seine Historie   4
  1.3   Bereiche der Digitalisierung im Gesundheitswesen . . .   6
  1.4   Herausforderungen im Gesundheitswesen, Big-Data-
        Lösungsansätze und Hürden für Datenanalysen   7
  1.5   Der besondere Einwand „personenbezogene Daten" . .   11
  1.6   Gesundheits-Apps und Fitness-Armbänder   13
  Literatur   15

2   **IT-Einsatz im Gesundheitswesen**   17
  2.1   Historische Entwicklung   17
  2.2   IT-Systeme für das Gesundheitswesen   20
  2.3   IT-Standards im Gesundheitswesen   22
  Literatur   23

3   **Management von Gesundheitsdaten**   25
  3.1   Daten im Gesundheitswesen   25
  3.2   Modellierung von Daten im Gesundheitswesen   26
  3.3   Aktuelle Entwicklungen   28
  Literatur   29

4   Management von Gesundheitsprozessen   31
   4.1   Geschäftsprozesse im Gesundheitswesen   31
   4.2   Modellierung von Prozessen im Gesundheitswesen . .   33
   Literatur   37

5   Anwendungsszenarien für Big Data im Gesundheitswesen   39
   5.1   In der Verwaltung – vom Excel zum computergestützten
        Bettenmanagement – von der Karteikarte zur
        elektronischen Gesundheitsakte   41
   5.2   In der Forschung   49
   5.3   Direkt am Patienten   55
   5.4   Technologien und Lösungen im Überblick   57
   Literatur   60

6   Rechtliche und ethische Aspekte   63
   6.1   Rechtliches   63
   6.2   Ethisches   66
   6.3   Verbesserung der Gesundheit der Gesamtbevölkerung .   69
   Literatur   70

Fazit   71

Sachverzeichnis   73

Big Data im Gesundheitswesen

1

Begriffsabgrenzung und Einleitung

Gesundheit entsteht aus Wissen, Wissen entsteht aus Informationen. Informationen entstehen aus Daten.

Zusammenfassung

Die Digitalisierung nahezu aller Lebensbereiche geht mit einem enormen Wachstum der Daten einher. Die Daten können dabei ganz unterschiedlicher Natur sein, von vielen einzelnen Messwerten bis hin zur Identität eines Individuums. Im Krankenhaus entstehen sowohl administrative als auch medizinische Daten. Aus all diesen Daten werden Informationen, indem ihnen eine Bedeutung zugeschrieben wird. Diese Informationen können in ihrer jeweiligen Sparte sowohl den Krankenhausbetrieb beeinflussen wie auch die Behandlung der Patienten. Die Daten können darüber hinaus unabhängig vom Patienten, Pflegepersonal oder Mediziner Informationen erzeugen, die einen Wert darstellen. Diese Werte können anderen Einrichtungen und Unternehmen zugänglich gemacht werden. Die Daten verändern also Geschäftsprozesse und Geschäftsmodelle, und sie tragen zur Entwicklung neuer Geschäftsmodelle bei.

© Springer Fachmedien Wiesbaden GmbH, ein Teil von Springer Nature 2018   1
H. Landrock und A. Gadatsch, *Big Data im Gesundheitswesen kompakt*, IT kompakt,
https://doi.org/10.1007/978-3-658-21096-0_1

1.1 Industrie 4.0, Digitalisierung und digitale Transformation

Das 21. Jahrhundert ist von der vierten industriellen Revolution gekennzeichnet. Damit einhergehend ist auch der Begriff „Industrie 4.0", der auf die Forschungsunion der deutschen Bundesregierung und ein gleichnamiges Projekt in der Hightech-Strategie der Bundesregierung zurückgeht; zudem bezeichnet er ebenfalls eine Forschungsplattform. Die industrielle Produktion soll mit moderner Informations- und Kommunikationstechnik verzahnt werden. Technische Grundlage hierfür sind intelligente und digital vernetzte, kybernetische Systeme. Mit ihrer Hilfe soll eine weitestgehend selbstorganisierte Produktion möglich werden: Menschen, Maschinen, Anlagen, Logistik und Produkte kommunizieren und kooperieren in der Industrie 4.0 direkt miteinander. Durch die Vernetzung soll es möglich werden, nicht mehr nur einen Produktionsschritt, sondern eine ganze Wertschöpfungskette zu optimieren. Das Netz soll zudem alle Phasen des Lebenszyklus des Produktes einschließen – von der Idee eines Produkts über die Entwicklung, Fertigung, Nutzung und Wartung bis hin zum Recycling [8]. Das lässt sich auch auf das Gesundheitswesen abbilden und gewinnt dadurch an Wertigkeit und Bedeutung, weil es statt um ein Produkt um den Menschen als Patient geht.

Diese Vernetzung von Systemen basiert auf Daten, die zwischen den Maschinen ausgetauscht werden. Aus diesen Daten werden Informationen berechnet, die wiederum zwischen den Maschinen ausgetauscht werden können. Die Systeme könnten mit diesen Informationen so programmiert werden, dass sie sich selbst einstellen, justieren oder konfigurieren. Auch eine autonome vorausschauende Wartung wird möglich, welche als „Predictive Maintenance" bekannt ist. Die damit einhergehenden Veränderungen sind so umfassend, dass sie gerne als vierte industrielle Revolution nach Dampfmaschine, Fließband und Elektronik und Computersteuerung apostrophiert werden.

Informationstechnik ist ein wesentlicher Baustein zur Optimierung der Prozesse in Einrichtungen des Gesundheitswesens und somit zur Verbesserung der Versorgung. Während beispielsweise Automobilhersteller in den letzten Jahren ihre Effizienz kontinuierlich gesteigert haben [9], konnten sich andere Bereiche der Volkswirtschaft nicht so ambitioniert entwickeln. Viele technologische Entwicklungen halten im Gesundheitswesen nur verspätet oder gar nicht Einzug. Gründe sind unter anderem der allfällige Investitionsstau und der sehr große Kostendruck. Die Verzögerung bei der Einführung neuer Informationstechnik hängt aber auch damit zusammen, dass technische Entwicklungen nicht von allen Beteiligten rechtzeitig und korrekt erkannt und umgesetzt werden.

Im Gesundheitswesen ist ein weiterer Grund für die sehr zurückhaltende Umsetzung innovativer Konzepte wie „Big Data" die spezielle Aufgabe des Dienstes am Menschen. Das Gesundheitswesen hat, so glauben viele, einen anderen Charakter als die Entwicklung, Herstellung und Vermarktung von Produkten oder anderen Dienstleistungen. Auch Aspekte der Akzeptanz von computergestützten (digitalen) Lösungen sowie Datenschutzbedenken tragen zu der verspäteten Akzeptanz bei. Digitale Lösungen, insbesondere für datenbasierende Auswertungen und Analysen, müssen deshalb besonders sicher und fehlerfrei programmiert und deren Nutzen mit hohem Aufwand erläutert werden.

Jedoch sind, so der CIO eines deutschen Krankenhauses, die Abläufe durchaus vergleichbar und das, was bei der Entlassung eines Patienten an Schriftstücken erzeugt würde, stimme im Charakter etwa mit dem überein, was die Zollpapiere beim Auto- oder Maschinenbauer sind. Aus der Perspektive der Informationstechnik ist an dieser Äußerung nichts auszusetzen. Eines macht diese Bemerkung jedoch deutlich: In der Fabrik wie im Krankenhaus entstehen neue, effiziente(re) Arbeitsmodelle nur durch eine Standardisierung der Informationstechnik und im besten Fall durch die Einführung von vorgefertigten IT-Bausteinen für Arzt, Pflege und Verwaltung [13].

Daten spielen aber nicht nur in der Industrie eine Rolle, sondern in nahezu allen Lebensbereichen – geschäftlich wie privat – hängen Entscheidungen von Informationen ab, die aus Daten entstehen. Immer mehr dieser Daten und Informationen liegen heute digital, also von Computern und anderen Maschinen lesbar, vor. Der Wandel von analogen zu digitalen Daten wird „digitale Transformation" genannt. Die digitale Transformation erreicht dabei auch Bereiche, die bislang nur wenig oder nur in sehr spezifischen Segmenten mit Computern und digitalen Prozessen zu tun hatten. Dazu gehört auch der Bereich des Gesundheitswesens – und das, obwohl das Gesundheitswesen sehr viele Facetten hat, in denen Daten eine Rolle spielen: Anamnese, Labor, Röntgenbefunde usw.

Im Gesundheitswesen fallen sehr viele Daten an, die von vielen einzelnen Messwerten bis hin zur Identität eines Individuums reichen. Aus den administrativen wie auch medizinischen Daten entstehen Entscheidungen, die das Gesundheitswesen beeinflussen und verändern. Das gilt für die Behandlung der Patienten über die Pflege und die Forschung bis zu volkswirtschaftlichen Fragestellungen.

Werden Datenmengen so groß, dass eine Verarbeitung mit den bisherigen Technologien (also mit den üblichen Computern und Programmen sowie mit den traditionellen Fachverfahren) nicht mehr möglich ist, spricht man in der Informatik von Big Data. Die Analysen von Big Data liefern dabei oft Informationen, die auf keinem anderen Wege wirtschaftlich effizient gewonnen werden können.

Daten verändern also Geschäftsprozesse und Geschäftsmodelle, und sie tragen zur Entwicklung neuer Geschäftsmodelle bei – und dies in der Industrie, im Handel, in der Bildung und eben auch im Gesundheitswesen.

1.2 Der Begriff Big Data und seine Historie

Ein genauer Ursprung des Begriffs Big Data lässt sich nicht ermitteln. Seit etwa 2010 gewinnt „Big Data", wie Google-Trends [4] zeigt, an Wahrnehmung und wird vielfach auf die Analyse von Unternehmenskennzahlen bezogen. Eine Ursache für Big Data ist der Preisverfall für internen und externen Speicherpatz von Computer sowie die immer weiter steigende Leistungsfähigkeit von Computersystemen.

Big Data heißt auch nicht allein „große Datenmengen". Große Datenmengen gab es schon immer. Computer im technisch-wissenschaftlichen Umfeld (wie zum Beispiel ein DEC PDP-11) mussten in den 70er und 80er-Jahren ein kleines Programm von ein paar hundert Bytes von einem Lochstreifen laden, um ein Magnetbandlaufwerk zu starten. Auf diesem Magnetband befanden sich einige tausend Bytes mit ein paar wenigen Basisfunktionen. Diese konnten ein Betriebssystem von einem Plattenspeicher (RL01) laden, der 5,2 Megabytes Daten speichern konnte [5]. Heute sind fünf Megabytes die Datenmenge eines einzigen Fotos aus einer Mittelklassekamera. War eine Datei mit fünf Megabytes (falls es sie gegeben hat) „Big Data"? Gewiss in der damaligen Zeit.

Die Kernidee ist also nicht die reine Datenmenge, sondern ein Konzept, aus vielen ganz unterschiedlichen Daten, neue Erkenntnisse zu gewinnen. Das ist dann interessant, wenn die Daten für einen anderen Zweck, also nicht primär für tiefgehende Analysen gesammelt wurden. Wenn also beispielsweise ein Versorgungsunternehmen aus dem Stromverbrauch in einem Stadtviertel eine Kaufkraftanalyse ableitet, sind das neue Erkenntnisse, obwohl die Zählerstände eigentlich zur Verbrauchsabrechnung gesammelt worden sind.

Mit Big Data sind zunächst sehr große Datenmengen (oft im Bereich von einem Petabyte und mehr) gemeint. Es könnte leicht der Eindruck entstehen, dies betrifft nur Banken oder die Rohstofferkundung und andere Bereiche, wo mit Supercomputern und Höchstleistungs-Speicherarchitekturen enorme Datenmengen verarbeitet werden. Doch Technologieanalysten und Marktbeobachter sehen den Einsatz von „Big Data" auch im Gesundheitswesen. Es sind nämlich auch Daten gemeint, die in sehr kurzer Zeit oder aus sehr vielen Datenquellen entstehen.

Big Data taucht zunächst im Kontext von Business Intelligence und Business Analytics, der Geschäftszahlenerkundung und -analyse, auf. Schnell wird sichtbar, dass auch in anderen Bereichen durch die Analyse von großen Datenmengen Vorteile erzielt werden können, insbesondere auch durch unstrukturierte Daten (Bilder, Videos, Sprache u. a. m.). Denn bislang waren Daten für Analysen vor allem in sorgfältig strukturierten Datenbanken gespeichert. Das sind zum Beispiel Tabellen und Verzeichnisse für Medikamente, Versicherungsdaten oder Datenbanken in der Diagnostik oder Moleküldatenbanken in der Pharmaforschung. Ein spezifisches Merkmal ist dabei die Verarbeitung unstrukturierter Daten, die im Gesundheitswesen häufig anfallen: Bilder (Radiologie), frei formulierte Texte (Befunde, Arztbriefe, Überweisungen), verstärkt auch E-Mails mit Patientenkommunikation usw. Auch der geordnete Laborbefund ist formal betrachtet unstrukturiert, da hier allenfalls Industriestandards der Laborgerätehersteller eine Basis bilden. Alle diese Dokumente enthalten jedoch Daten, die Bausteine für Informationen sind. Deshalb ist es grundsätzlich erstrebenswert, diese in digitaler Form (also maschinenlesbar) zu transportieren.

Eine weitere Idee von Big Data ist es, Daten auch unabhängig von ihrem ursprünglichen Bestimmungszweck zu verarbeiten und so möglicherweise Antworten zu finden, nach denen bei der Erhebung der Daten womöglich gar nicht gefragt worden ist. Ein praktisches Beispiel ist das Auswerten von Mobilfunkdaten für die Ermittlung von Verkehrsstaus. Ursprünglich wurden die Handy-Daten von den Mobilfunkbetreibern erhoben, um die Service-Qualität aufrecht zu erhalten oder zu verbessern. Dabei wurde entdeckt, dass sich allein durch das Zählen von „Handys pro Streckenabschnitt" sehr leicht extrapolieren lässt, wo gerade ein Stau besteht oder wo sich evtl. in den nächsten Minuten ein Stau entwickeln könnte [6]. Ebenso gab es die Idee, dass man aus der Anzahl von Web-Anfragen zu Erkrankungen epidemiologische Vorhersagen ableiten könne, was sich allerdings als nicht tragfähig herausgestellt hat [10].

1.3   Bereiche der Digitalisierung im Gesundheitswesen

Das Gesundheitswesen wird aus vielen Perspektiven digitalisiert. Als Konrad Röntgen die ersten Bilder vom Inneren des Menschen auf einen Film bannte, ahnte er vielleicht etwas vom Wert seiner Entdeckung. Doch von CRT, MRT, RIS und PACS hatte er sicherlich keine Vorstellung – und diese Abkürzungen werden heute von jedem verstanden, der im Gesundheitswesen tätig ist. Immer mehr Daten werden digitalisiert oder entstehen digital. Die Digitalisierung dringt in viele Bereiche des Gesundheitswesens vor (vgl. Tab. 1.1).

Tab. 1.1 Beispiele für Digitalisierung im Gesundheitswesen

Analog	Digital
Röntgenbilder auf Film	PACS/RIS mit Digitalisaten
Karteikarte	Elektronische Gesundheitskarte, Versicherungskarte
Bote, Hauspost	E-Mail, elektronischer Arztbrief
Patientenmappe	Elektronische Patientenakte
OP-Tisch, Feldbesteck	Video-gestützte Chirurgie
Buch	Computergestütztes Bettenmanagement
Klassische Laboruntersuchung	Spektrometrie mit digitaler Datenausgabe usw.
Experimentelle Erforschung von Wirksubstanzen	Computergestütztes durchsuchen und Analysieren von Moleküldatenbanken und computergestützte Erforschung von Wirkmechanismen

1.4 Herausforderungen im Gesundheitswesen, Big-Data-Lösungsansätze und Hürden für Datenanalysen

Themen wie der demografische Wandel, strukturelle Probleme im Gesundheitswesen mit ihren zahlreichen Gesundheitsreformen und auch das steigende Niveau der medizinischen Versorgung sollen hier aus Platzgründen nicht näher erörtert, aber als gegeben angenommen werden. Diese Themen verdeutlichen jedoch, wie viele Probleme es im Gesundheitswesen gibt. Die Analyse großer Datenmengen wird sicherlich nicht jedes dieser Probleme im Kern lösen. Jedoch können Daten und deren Analyse aus unterschiedlichsten Aspekten heraus beitragen, diese Herausforderungen zu bewältigen.

Mit dem Fehlen einer Patientenerklärung zum Einverständnis mit der weiteren, fallunabhängigen Verarbeitung der Daten fallen die typischen Big-Data-Szenarien, die uns in den letzten Jahren von verschiedenen Anbietern präsentiert worden sind (und zum Teil auch die, die wir in den folgenden Abschnitten vorstellen), wie Kartenhäuser in sich zusammen. Dabei ist es gerade im Gesundheitswesen die schiere Masse an Daten, die zu neuen Erkenntnissen führen kann.

Die Szenarien einiger IT-Anbieter indes klingen großartig und müssen deshalb auch kritisch betrachtet werden: Ein Computer wertet hunderte von MRT- oder Röntgenbildern aus und sortiert schon einmal die Bilder ohne einen Befund aus. Damit kann der Computer dem Radiologen eine Menge Routine abnehmen und der Mediziner seine Fähigkeiten auf die wirklich auffälligen Bilder lenken. Natürlich müssten dazu Millionen Bilder mit KI-Verfahren verarbeitet werden, um den Computer anzulernen. Der Algorithmus sieht nur Pixel. Erst indem ein Fachmann (und hier genügt es nicht, eine Schar prekär beschäftigter „Click Worker" über die Bilder gucken zu lassen) bei abertausenden von Bildern eine auffällige Häufung dunkler (oder heller) Pixel an der gleichen Stelle der gleichartigen Aufnahmen als „verdächtig" markiert, kann eine Maschine lernen. Es müssen sehr hoch qualifizierte Radiologen sein, die die Systeme anlernen. Selbstverständlich kann man das auch mit einer Herde „well-trained monkeys" machen, doch wäre dann im praktischen Einsatz entweder die Zahl der „False Positive" (vordefinierter Status, der fälschlicherweise als solcher erkannt wurde) so störend hoch, dass der Patient möglicherweise während der Nachprüfung dahinscheidet [15].

Das heißt, erfolgreiche Mechanismen aus anderen Märkten sind nicht unbedingt eins zu eins auf das Gesundheitswesen übertragbar, auch wenn es attraktiv zu sein scheint und es Forschungsprojekte diesbezüglich gibt. Dies gibt bezogen auf Big-Data-Mechanismen auch ungeachtet von wissenschaftlichen Hürden (Quelle von Daten, Qualität von Daten) zu denken. Die Hilfe bei der textlichen Befundung stößt an ähnliche Grenzen. Es gibt durchaus brauchbare Diktiersysteme, doch die automatisierte Erstellung oder auch Vereinheitlichung von sprachlichen Befunden dürfte noch eine Weile Zukunftsmusik bleiben oder sich auch niemals wirklich durchsetzen. Doch es gibt auch chancenreichere Ansätze. Wo sind also die Lösungsansätze zu suchen?

Eine der wirtschaftlichen Herausforderungen im Gesundheitswesen ist die Verweildauer der Patienten. Hier können Algorithmen der Krankenhausleitung durchaus helfen, mit Analysen historischer Daten die Auslastung zu verbessern.

Arzneimitteltherapiesicherheit (AMTS) ist ein Thema, dem sich Pharma-Unternehmen und Dienstleister bereits ausführlich widmen. Zunächst geht es darum, möglichst viele Quellen, auch Apotheker und niedergelassene Ärzte, „anzuzapfen" und deren Wissen über Medikamente zusammenzuführen. So entstehen schon beachtliche Datenbanken, die vor allem durch natürlich-sprachliche Kommentare ein Ziel für Analytics und KI-Methoden werden. Das Ziel solcher Analysen ist es, dem Arzt bei der Verordnung eines Medikaments ein komfortables Werkzeug zum Aufzeigen von Nebenwirkungen und Kontraindikationen an die Hand zu geben. Mal abgesehen davon, dass die Ärzte dieses Werkzeug benutzen wollen und bezahlen können müssen, sind hier offene Standards zu definieren, um eine einheitlich interpretierbare und damit für jeden Arzt nutzbare und gleichermaßen verständliche Informationen zu generieren [12].

Eine weitere Chance für Digitalisierungs- und Analytics-Szenarien liegt zunächst in der Veränderung der technischen und auch rechtlichen Rahmenbedingungen. Dadurch kann die Zustimmung der Patienten erreicht werden (Abschn. 1.5). Das bedarf in gewisser Weise auch einer Erziehung der Patienten, vor allem aber der Incentivierung der Patienten: „Wir bezahlen die Hälfte vom Einzelzimmeraufschlag, wenn wir Ihre

Daten nutzen dürfen." Eine direkte Vergütung der Nutzung von Daten, die einer Privatperson gehören, ist auch Bestandteil der Bitkom-Leitlinien für Big-Data-Ethik [1]. Das „Wir" sind im diesem Falle alle, die ihr Geschäftsmodell durch die Analyse von Daten verbessern können, also beispielsweise Pharma-Unternehmen und profitorientierte Forschungseinrichtung.

Die Entwicklung von offenen Daten-Pools für alle Stakeholder bietet einen weiteren Lösungsansatz, beispielsweise im AMTS-Umfeld: Wer eine bestimmte Datenmenge „einzahlt", darf eine bestimmte Datenmenge entnehmen. Im Bereich Industrie 4.0 (Abschn. 1.1) gibt es ähnliche Konzepte. Ein Blick über den Tellerrand lohnt sich.

Auch diverse Gesundheitsreformen haben dem Gesundheitswesen einige Herausforderungen gestellt. Sicherlich am häufigsten diskutiert wird hier immer noch der Kostendruck [7]. Einige der Probleme und Aufgaben im Zusammenhang mit dem Kostendruck im Gesundheitswesen können auch durch Big-Data-Analysen gelöst werden. Dies ist hier beispielsweise im Betten- und Patientenmanagement vorstellbar.

Allerdings ist eine Standardisierung selten. Gespräche mit Menschen aus dem Gesundheitswesen zeigen: IT im Krankenhaus, in der Arztpraxis oder beim Radiologen ist vor allem das Ergebnis einer individuellen Dienstleistung mit maßgeschneiderter Entwicklungsleistung.

Im Krankenhaus prallen derzeit alte und neue Welt aufeinander. Noch werden Notizen von Medizinern handschriftlich verfasst, E-Mails haben Briefe noch lange nicht ersetzt und die elektronische Patientenakte rückt nur langsam in den Krankenhausalltag vor. Obwohl sie beim Einsatz digitaler Anwendungen momentan jedoch noch zögerlich sind, sehen 7 von 10 Ärzten die Digitalisierung als große Chance für die Gesundheitsversorgung. Das ergab eine Umfrage, die der Digitalverband Bitkom zusammen mit dem Ärzteverband Hartmannbund durchgeführt hat [2]. Demnach sagen 67 % der Ärzte, dass Arztpraxen und Krankenhäuser ihre Kosten mithilfe digitaler Technologien senken können (siehe Abb. 1.1). 62 % meinen, dass digitale Technologien die Prävention verbessern werden und jeder Dritte (34 %) geht sogar davon aus, dass sie die Lebenserwartung der Menschen verlängern. Allerdings werden selbst einfachste digitale Gesundheitsangebote derzeit nur sehr spärlich eingesetzt. Neun von zehn Klinikärzten (93 %) geben zwar an, dass ihr Haus den Patienten die U-Ergebnisse auch auf CD zur Verfügung stellt und

Digitale Lösungen bislang kaum genutzt
Welche der folgenden digitalen Angebote werden bereits in Ihrem Krankenhaus/Ihrer Praxis eingesetzt?

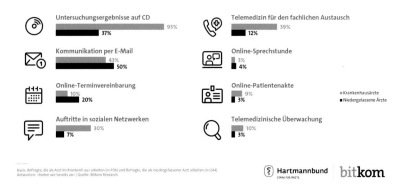

Abb. 1.1 Ärzte sind offen für die digitale Zukunft der Medizin. (Quelle/Grafik: Bitkom e. V.)

39 % der Krankenhausärzte tauschen sich untereinander per Telemedizin aus. Doch die telemedizinische Überwachung von Patienten (10 %) oder die Online-Terminvereinbarung (10 %) werden derzeit selbst von Krankenhäusern kaum eingesetzt. In den Praxen der niedergelassenen Ärzte werden digitale Angebote noch seltener genutzt: Nur 3 % (Krankenhaus: 9 %) verwenden beispielsweise die Online-Patientenakte, 7 % haben einen Auftritt in sozialen Netzwerken (Krankenhaus: 30 %).

Wenn es um die weitere Digitalisierung der Medizin geht, sehen Ärzte Wirtschaft und Politik in der Pflicht. So zweifelt jeder zweite Arzt (47 %) daran, dass die digitalen Anwendungen schon praxisreif sind. 43 % beklagen fehlende Mittel für die Umsetzung, 38 % sehen die starke Regulierung des Gesundheitssektors als Hürde. Besonders groß sind die Bedenken bei IT-Sicherheit (60 %) und Datenschutz (67 %) [2].

Jeder Fünfte (22 %) glaubt außerdem, dass die Medikamenteneinnahme und -abgabe durch unter die Haut implantierte Mikrochips erfolgt und solche Chips zudem die Funktionsfähigkeit von Organen verbessern. Auch andere digitale Angebote wie die elektronische Patientenakte werden von der Ärzteschaft positiv angenommen. So sagen 65 %, dass dank der Akte eine einfachere Zusammenarbeit zwischen Ärzten möglich wer-

de. 54 % meinen, dass es so zu weniger Doppeluntersuchungen komme.
Als größte Hürde beim Roll-out der E-Akte wird die Gefahr des Daten-
missbrauchs (75 %) angesehen.[1]
Technologie helfen, Produktsicherheit und geistiges Eigentum sowie
den Schutz von Einrichtungen gegen Angriffe einerseits zu verbessern
und andererseits unangebrachte Marketingpraktiken und die Bestechung
zu verringern. Hier kann die IT schon einen wirksamen Beitrag leisten,
indem Prozesse, die durch die IT abgebildet werden können, auch tatsächlich in der IT ausgeführt werden.

1.5   Der besondere Einwand „personenbezogene Daten"

Vielfach wird Big Data mit „Big Brother" gleichgesetzt. Das gleicht
leider oft einer Maschinenstürmerei. Die Analyse vieler Daten ist not-
wendig und kann einen Nutzen für den individuellen Patienten bringen,
beispielsweise durch eine Analyse der konkreten eigenen Konstellation
mit möglichst allen weltweit bekannten gleichartigen Konstellationen.
Daraus können Algorithmen eine Therapieempfehlung errechnen oder
zumindest Kontraindikationen anzeigen.
Abgesehen der Branchen „Social Media" und „Handel mit Konsum-
gütern" ist das Gesundheitswesen wohl eine der ergiebigsten Datenquellen. Solange Menschen gesund oder gesünder werden möchten, fallen
hohe Datenmengen an. Da liegt es nahe, über deren Nutzung nachzuden-
ken. Allerdings sind Hürden zu überwinden: Die Daten gehören zunächst
einmal dem Patienten. Derzeit ist es gemäß der Datenschutz-Grundver-
ordnung (DSGVO) nicht möglich, die Patientendaten ohne dessen Einwilligung zu nutzen, und dies für jede einzelne Nutzungsart. Da heißt,
wenn beim Verdacht auf eine Erkrankung eine Gewebeprobe entnommen wird, hat der Patient das Recht, dem Eingriff selbst, der Auswertung
der Daten im Zusammenhang mit der Diagnose und der Verwendung

---

[1] Grundlage der Angaben ist eine Befragung, die Bitkom Research im Auftrag des Di-
gitalverbands Bitkom und der Hartmannbund durchgeführt haben. Dabei wurden 477
Ärzte aller Funktionen und Fachrichtungen befragt, darunter Ärzte im Krankenhaus
und niedergelassene Ärzte.

der Daten über den konkreten Eingriff hinaus zuzustimmen bzw. zu widersprechen. Das sind drei Unterschriften, die auch eingeholt und verwaltet werden müssen. Ohne die dritte Unterschrift kein Krebsregister, kein Machine Learning für die automatisierte Auswertung von Daten aus diagnostischen Systemen, keine Therapieempfehlung anhand von Daten anderer Patienten, rien, nada, niente [15].

Die Voraussetzung muss in jedem Fall das ausdrückliche persönliche Einverständnis der Patienten sein. Ob es hilfreich ist, zwischen der Verarbeitung der Daten für die konkrete Behandlung und derer für sonstige Zwecke – wie die Einlagerung in Datenbanken, die Forschung, die Dokumentation oder die Lehre – zu unterscheiden und diese auf einzelnen und somit einzeln zu verwaltenden Formularen einzuholen, bleibt offen, wobei schon allein dieser Satz die Komplexität des Themas illustriert. Praktisch wäre es, beispielsweise bei histologischen Untersuchungen einmal das Einverständnis für den Eingriff einschließlich der computergestützten Verarbeitung im Rahmen der Diagnostik und einmal das Einverständnis für die weitere, vom konkreten Verdacht losgelöste Verarbeitung der Information bei den Patienten abzufragen. An Big-Data-spezifischen Einverständniserklärungen wird gearbeitet [17].

Die Einverständniserklärungen werden gegenwärtig in den meisten Fällen noch mit den Patientendaten gepflegt. Aus der Perspektive von Big-Data-Anwendungsszenarien könnte es von Vorteil sein, wenn sich hier bundesweite Datenbanken etablieren, die Einverständnis bzw. Nichteinverständnis zentral erfassen. Der Aufbau solcher Datenbanken könnte eine Aufgabe der Krankenversicherungen und -kassen sein, wenn vom Gesetzgeber keine eigene (behördliche) Einrichtung gegründet wird. Der Schutz personenbezogener Daten sowie die klare Darstellung, welche Daten wofür verwendet werden, sollten in nächster Zukunft neben der Aufklärung über medizinische Aspekte zu einem maßgeblichen Teil der Patienteninformation werden.

Datenschutzgründe, wie die Angst, dass die Gesundheitsdaten in die falschen Hände gelangen, sind beispielsweise für ein Viertel der Nichtnutzer ein Beweggrund, Gesundheits-Apps nicht zu verwenden, so eine Untersuchung von Bitkom Research [3]. Neue Verordnungen wie eIDAS (EU-Verordnung über elektronische Identifizierung und Vertrauensdienste) werden in naher Zukunft das Prozedere rund um das Einholen und Verwalten von Einverständniserklärungen zusätzlich vorantreiben.

1.6 Gesundheits-Apps und Fitness-Armbänder

Die Mehrheit der Mediziner (53 %) steht Gesundheits-Apps positiv gegenüber. Jeder vierte Arzt (25 %) wurde von Patienten sogar schon auf
eine Gesundheits-App angesprochen. Und 83 % glauben, dass Apps den
Patienten helfen, ihre Vitaldaten selbst zu kontrollieren. 69 % der Mediziner sagen allerdings auch, dass Gesundheits-Apps nur etwas für Tech-
nikaffine sind [2]. Allerdings herrscht bei den Gesundheits-Apps derzeit
noch ein Wildwuchs und es gibt praktisch keine Zertifizierungen oder
Standardisierungen.

   Big-Data-Speicher und -Analysen sind allerdings konzeptionell darauf ausgelegt, Daten aus unterschiedlichen Quellen und in unterschiedlichen Formaten zu verarbeiten – dies ist unter dem Begriff „unstrukturierte Daten", der im Zusammenhang mit Big Data stets auftaucht, zu
verstehen.

   Skepsis ist dennoch angebracht, weil schlussendlich unklar ist, was
das Fitness-Armband misst. Die Gesundheits-Apps und ihre Messgerä-
te haben vor allem eine Bedeutung in der Motivation, die persönliche
Fitness zu verbessern und sich innerhalb von entsprechenden Gemein-
schaften, Communities, über die Erfolge oder auch das Scheitern auszu-
tauschen, um die persönliche Motivation anzustacheln.

   Die Idee dahinter scheint vernünftig: Die Verbraucher sollen die Daten
selbst in ihrer Umgebung veröffentlichen, ganz wie in einer Selbsthilfe-
gruppe. Dadurch sollen sich beispielsweise Betroffene gegenseitig den
Ansporn zu mehr Bewegung und ausgewogenerer Ernährung geben. Das
soll die Lebensqualität verbessern – wenn nötig mit materiellen Anrei-
zen oder kleinen Belohnungen. Menschen mit (drohenden) typischen
Zivilisationskrankheiten sollen so aus der Gefahrenzone geboxt werden.
Zur „Gemeinschaft" können auch Coaches oder Trainer gehören, die den
Patienten animieren, an seine Gesundheit zu denken. Bei potentiellen
Diabetikern geht es schließlich auch um viel Geld. Die Langzeitwerte der
Labormessung können durch eine tägliche Kontrolle per Gadget sowie
durch Bewegung und Ernährungsumstellung dauerhaft gesenkt werden.
Ein Konzept wäre, dass hier die Versicherung oder die Krankenkasse ein
Smartphone und das Messgerät spendiert, denn sie sparen durch die Pro-
phylaxe auch eine Menge an Ausgaben. Dem Patienten darf das (und sollte
es auch) recht sein, schließlich entgeht er einer schweren Erkrankung [11].

Nach einer Untersuchung des Bitkom e. V [3]. nutzen 45 % der Smart-phone-Nutzer Gesundheits-Apps.[2] Ebenso viele (45 %) können sich vor-stellen, dies künftig zu tun. Am beliebtesten sind demnach Apps, die aus-schließlich Körper- und Fitnessdaten, wie zum Beispiel Herzfrequenz, Blutdruck oder gegangene Schritte, aufzeichnen. Etwa ein Viertel aller Smartphone-Nutzer setzt diese digitalen Gesundheitshelfer bereits ein. Ein weiteres Viertel kann sich vorstellen, sie künftig zu nutzen. Apps, die lediglich informieren – etwa über Gesundheits-, Fitness-, Gewichts- oder Ernährungsthemen – verwendet jeder Fünfte, ein weiteres Drittel kann sich dies für die Zukunft vorstellen. Geringer ist das Interesse für An-wendungen, die auf der Grundlage der aufgezeichneten Körper- und Fit-nessdaten Motivations- oder Verhaltensratschläge geben: 11 % nutzen sie, 18 % können sich dies vorstellen. Apps, die an Impfungen oder an die Einnahme von Medikamenten erinnern, haben derzeit erst 2 % im Gebrauch, ein weiteres Viertel kann sich dies für die Zukunft vorstellen.

Einen Schritt weiter geht die kontinuierliche Untersuchung per Gad-get und Smartphone in Kombination mit viel selteneren Präsenz-Unter-suchungen. Das reduziert die Zahl der Fahrten zum Arzt. Wenn der Mess-werterfassung und -auswertung ärztliche und wissenschaftliche Modelle zugrunde liegen, wachsen hier auch Datenberge für Big-Data-Analysen. Mit den Schnittstellen zu Arzt und Labor entstehen auch die Schnittstel-len zur Krankenhaus-IT. Die täglichen Messungen durch den Patienten könnten natürlich auch für eine Langzeitbeobachtung herangezogen wer-den, ohne diesen dazu stationär aufnehmen oder zu häufigen Arztbesu-chen auffordern zu müssen. Größte Hürde bei der Nutzung der von den Patienten gesammelten Informationen ist derzeit der geringe Standardi-sierungsgrad bei den Messgeräten. Diversifizierung kann allerdings unter verschiedenen Aspekten (Vertrauen, gesunder Wettbewerb) auch ein Vor-teil sein. Die verschiedenen Gerätetypen und Messwert-Formate müssen auch kein KO-Kriterium für das Importieren der Daten in die Kranken-haus-IT sein, wenn die Big-Data-Verfahren über eine API (Application Programing Interface) auch leicht für neue Gerätedaten programmiert oder sogar durch KI-Verfahren automatisch angelernt werden können.

---

[2] Hinweis zur Methodik: Grundlage ist eine repräsentative Befragung, die Bitkom Research im Auftrag des Bitkom durchgeführt hat. Dabei wurden 1003 Personen ab 14 Jahren befragt, darunter 798 Internetnutzer und 698 Smartphone-Nutzer.

Bei einzelnen Anbietern gibt es auch Planungen, die Daten auf eigenen zentralen Plattformen (der Vorteil wäre hier die höhere zusagbare Sicherheit) zu sammeln und von dort die bei den Verbrauchern gesammelten Messwerte in ein KIS einfließen zu lassen [11].

Bei alledem soll der Patient die Hoheit über die Daten behalten, also beeinflussen können, welche Daten mit welchem personenbezogenen Kontext versehen werden und wo sie gespeichert werden (Abschn. 1.5 und Kap. 6).

Die IT-Leiter in den Krankenhäusern müssen sich jedoch mit den Informationen auseinandersetzen, die da auf sie hereinbrechen und die früher oder später in die elektronische Patientenakte Einzug halten und dann zum festen Bestandteil der Patientenversorgung werden.

Literatur

1. Bitkom e.V. (2015) Leitlinien für den Big-Data-Einsatz – Chancen und Verantwortung. Berlin
2. Bitkom-Presseinformation: „Ärzte sind offen für die digitale Zukunft der Medizin", Berlin, 8. Juni 2017
3. Bitkom-Presseinformation: „Fast jeder Zweite nutzt Gesundheits-Apps", Berlin, 5. Mai 2017, https://www.bitkom.org/Presse/Presseinformation/Markt-fuer-Digital-Health-mit-grossem-Wachstumspotenzial.html
4. Google Trends „Big Data", Abruf vom 2. Dezember 2017
5. http://www.pdp-11.nl/peripherals/disk/rl-info.html. Zugegriffen: 25. September 2017
6. http://www.zeit.de/digital/mobil/2012-06/staudaten-handy. Zugegriffen: 5. Dezember 2017
7. https://www.aerzteblatt.de/archiv/158898/Gesundheitssystem-Aerzte-beklagen-Kostendruck. Zugegriffen: 5. Dezember 2017
8. https://www.bmbf.de/pub/Zukunftsbild_Industrie_4.0.pdf, Abruf vom 11. Dezember 2017 und https://de.wikipedia.org/wiki/Industrie_4.0. Zugegriffen: 23. September 2017
9. https://www.destatis.de/DE/PresseService/Presse/Pressemitteilungen/2017/09/PD17_326_811pdf.pdf?__blob=publicationFile. Zugegriffen: 11. Dezember 2017
10. https://www.wired.com/2015/10/can-learn-epic-failure-google-flu-trends/. Zugegriffen: 2. Dezember 2017
11. Landrock H (2013) Das nächste nette Ding: Appcessories. Manag Krankenh 9/2013:27
12. Landrock H (2014) Schöne neue Datenwelt. Manag Krankenh 10/2014:19
13. Landrock H (2014) Neue Arbeitswelten. Manag Krankenh 9/2014:15

14. Landrock H (2015) Was die Zukunft bringt. Manag Krankenh 1–2/2015:20
15. Landrock H (2017) Big Data für das Gesundheitswesen – Hürden und Chancen",
    manage IT (online), AP Verlag, Ebersberg. http://ap-verlag.de/big-data-fuer-das-
    gesundheitswesen-huerden-und-chancen/33852/. Zugegriffen: 8. Mai 2017
16. Porter M, Guth C (2012) Chancen für das deutsche Gesundheitssystem. Springer,
    Berlin, Heidelberg
17. Samerski S, Müller H (2016) „Exposé für eine Patienteninformation ‚Big
    Data und Digitalisierung im Gesundheitswesen' (Arbeitstitel)", Institut für
    Ethnologie und Kulturwissenschaft, Universität Bremen. http://samerski.de/wp-
    content/uploads/2017/05/Expose_Patienteninfo_BigData_072016_neu-5.pdf.
    Zugegriffen: 28. Aug. 2017

IT-Einsatz im Gesundheitswesen

IT als Enabler für das Gesundheitswesen im 21. Jahrhundert

IT und Gesundheit – Zwei Seiten einer Medaille

Zusammenfassung

Der Abschnitt beschreibt die historische Entwicklung des IT-Einsatzes im deutschen Gesundheitswesen und erläutert zentrale Systemkomponenten und IT-Standards.

2.1 Historische Entwicklung

Aktuelle Schlagzeilen versprechen zum Teil eine spektakuläre Zukunft: „Dr. Kurt Kruber, Leiter MIT (Medizintechnik und IT) am Klinikum der Universität München, wettet, dass die ersten drei volldigitalisierten Kliniken in Deutschland bereits in fünf Jahren existieren" [7].

Die aktuelle Realität hat damit aber leider meist wenig zu tun. Es gibt kaum einen anderen Wirtschaftsbereich in Deutschland, der nach wie vor so viele papiergestützte Prozesse aufzuweisen hat, wie der Gesundheitssektor. Das 21. Jahrhundert ist zwar in Teilen der Medizintechnik angekommen, nicht aber in den täglichen Prozessen zwischen Arzt, Patient und den Spezialkräften. Typische Dokumente wie Rezepte, Überweisun-

© Springer Fachmedien Wiesbaden GmbH, ein Teil von Springer Nature 2018
H. Landrock und A. Gadatsch, *Big Data im Gesundheitswesen kompakt*, IT kompakt,
https://doi.org/10.1007/978-3-658-21096-0_2

gen, Arztbriefe, Anamnesebögen dominieren die Prozesssteuerung und Patientenkommunikation. Ein kleines Beispiel soll dies demonstrieren (entnommen aus [3, S. 60]).

Aufnahmeprozess Spezialklinik

Der minderjährige privat versicherte Patient wird mit seinen Eltern zur Vorbesprechung und Aufnahmeuntersuchung in eine Klinik einbestellt. Der Termin wurde vorab mit der Sekretärin des Chefarztes telefonisch vereinbart. Am Tag der Vorbesprechung erscheinen der Patient und ein Elternteil zum vereinbarten Zeitpunkt auf der Station. Der Mitarbeiter ist darüber sehr überrascht, da der Termin nicht seiner „Terminliste" steht, offensichtlich ein Papierausruck einer Kalkulationstabelle, die zudem mit mehreren handschriftlichen Vermerken aktualisiert wurde. Die „Datenübermittlung" zwischen dem Sekretariat des Chefarztes und der Station hat offenbar wegen der Medienbrüche nicht reibungslos funktioniert. Man kann vermuten, dass dies bei einer offenbar nicht integrierten Terminplanung öfter vorkommt. Da der Mitarbeiter in der Aufnahme eigentlich für andere Arbeiten eingeplant ist (z. B. muss er zu diesem Zeitpunkt einen Patienten aus dem Operationsraum abholen), entsteht für ihn ein erhöhter Arbeitsdruck mit der potentiellen Gefahr von Arbeitsfehlern. Aus der Sicht des Patienten entsteht ein ungutes Gefühl in Bezug auf die zu erwartende Qualität des Hauses, bei dem eine Operation durchgeführt werden soll.

Nach einer etwa einstündigen Wartezeit muss der Patient, der eine umfangreichere medizinische Vorgeschichte hat, mehrere Aufklärungsbögen (Anästhesie, Operation 1, Operation 2, usw.) ausfüllen. Abgesehen davon, dass der Platz häufig nicht auf dem Formular ausreicht, müssen mehrmals identische Daten erfasst werden (Name, Anschrift, Geburtsdatum, Telefonverbindungen, Vorerkrankungen des Patienten und der Eltern). Dies hätte auch problemlos im Vorfeld zu Hause vorbereitet werden können, wenn der Patient die Formulare zur Verfügung gehabt hätte (z. B. per E-Mail, Download). Im Rahmen des Vorgespräches stellt sich heraus, dass ein Befund von einer anderen Klinik angefordert werden muss, da der Patient im Vorfeld nicht informiert wurde, dass er zum Vorgespräch alle Arztbriefe, Befunde etc. mitzubringen hat.

Die Anforderung der notwendigen Unterlagen gelingt unter hohem Aufwand (spontane improvisierte Telefonate des Elternteils, Telefax-Versand des Klinikpersonals). Schließlich wird der Patient per Laufzettel zu mehreren Stationen geschickt. Die papiergestützte Patientenakte führt der Patient während dieser Zeit stets mit sich. Teilweise sind die Stationen vorinformiert, dass der Patient zu ihnen kommt, teilweise auch nicht. Es entstehen verschiedene Wartezeiten, insbesondere an stark frequentierten Bereichen (z. B. Anästhesie).

Fazit: Die aus medizinischer Sicht sehr renommierte Klinik arbeitet, obwohl vernetzte Personalcomputer in allen Räumen stehen, in organisatorischer Hinsicht wie ein Unternehmen aus den 1980er-Jahren. Termine und Abläufe werden weitgehend papiergestützt erfasst und gesteuert. Medienbrüche und Mehrfacherfassung von Daten prägen das Bild.

Die geschilderten Probleme haben ihre Ursache in einer unzureichend integrierten Informationsverarbeitung und fehlenden Prozessorganisation. Diese Situation behindert die vollständige und zeitnahe Analyse der Daten, da sie verteilt oder schlimmstenfalls analog vorliegen.

Vier Generationen des IT-Einsatzes im Gesundheitswesen
Die Entwicklung von IT-Systemen im Gesundheitswesen mit Fokus auf Krankenhäuser ist in Abb. 2.1 dargestellt. In der ersten Epoche lag der Schwerpunkt der IT-Unterstützung lediglich auf der administrativen Verwaltung. Typische Beispiele der IT-Unterstützung waren Patientenverwaltung, Leistungsabrechnung, Finanzbuchhaltung oder die Lohn- und Gehaltsabrechnung. In der zweiten Epoche der 1990er-Jahre wurden erste medizinische und pflegerische Daten erfasst und die Automatisierung von Massenprozessen intensiviert. In dieser Zeit wurden die ersten Programme entwickelt, die vom Grundsatz her der heutigen elektronischen Patientenakte entsprechen. Weiterhin wurden erste Führungsinformationssysteme auf Basis vernetzter Client-/Server-Systeme entwickelt. In der 3. Epoche beginnend mit den 2000er-Jahren wird die „IT" im Gesundheitswesen erstmals als „Chefthema" identifiziert. Als „Krankenhausinformationssysteme (KIS)" wurden Enterprise-Resource-Planning (ERP)-Systeme nun auch im Gesundheitswesen genutzt. Erste „Outsourcing-Projekte" bedienten die steigende Nachfrage nach IT-Leistungen in

	1 Generation (ca. 1980-1990)	2. Generation (ca. 1991-2000)	3. Generation (ca. 2001-2010)	4. Generation (ab 2011)
Fokus	• Verwaltung von Patientenstammdaten und Pflegesätzen • Beginn der Automatisierung Massenprozesse	• Beginn Erfassung medizinischer und pflegerischer Daten • Intensivierung der Automatisierung von Massenprozessen	• IT wird als „Chef-Thema" erkannt. Integration der bisher isoliert betriebenen Inselsysteme	• IT etabliert sich als „Chef-Thema" • Bereitstellung von Management-informationen
Beispiele	• Patientenverwaltung • Leistungsabrechnung, • FiBu, • Lohn/Gehalt • Berichtswesen	• Entwicklung weiterer Anwendungen (Pflegedokumentation, Fallbearbeitung, Arztbriefschreibung) • Elektronische Patientenakte (Krankheitsdaten) • Erste Führungs-informationen	• Einsatz von ERP-Systemen zur funktionalen Unterstützung • Erste Outsourcing-Projekte, ASP-Modelle • Ablaufsteuerung mit ersten Workflow-Management-Systemen (Klinische Pfade)	• Neugestaltung von Kernprozessen • Bereichsübergreifende Prozesssteuerung • Vernetzung medizinischer, verwaltungs-technischer und betriebswirtschaftlicher Aspekte in Führungs-informationen
Techno-logien	• MS-DOS, • UNIX, • Textbasierte Oberflächen	• Windows, • Client-/Server	• ERP-Systeme • Workflow-Managementsysteme (WFMS) • Portale, Internet	• Web 2.0 (Wiki, blogs) • Mobile Endgeräte (iPhone, u.a.)

Abb. 2.1 Historische Entwicklung der IT im Gesundheitswesen. (Entnommen aus [3, S. 61])

den Krankenhäusern. Daneben verbreiteten sich webbasierte Anwendungen (Portale, Webauftritte im Internet u. a. m.) in vielen Einrichtungen des Gesundheitswesens. Spätestens seit etwa 2011 ist die IT-gestützte Bereitstellung von Managementinformationen zu einem wichtigen Thema geworden, nicht zuletzt durch die im Rahmen von „Big Data" angetriebene Diskussion und den damit verbundenen Möglichkeiten.

2.2 IT-Systeme für das Gesundheitswesen

Zu den wesentlichen Anforderungen des Gesundheitswesens an Informationssysteme zählen eine stets aktuelle Übersicht über die Patientenhistorie, die elektronische Anforderung und Darstellung von Untersuchungen, die automatische Übernahme von Vorinformationen des Patienten für Berichte, die durchgehende elektronische Unterstützung medizinischer Arbeitsprozesse und ein problemorientiertes Bereitstellen von Expertenwissen. Die Systeme sollen kontextbezogene Informationen im Rahmen der Diagnose, Behandlung, Dokumentation und Abrechnung von Leistungen bereitstellen [1]. Die Anwendungen im Gesundheitswesen lassen sich in behandlungsbezogene, informations- und ausbildungsbezogene sowie forschungsbezogene Anwendungen untergliedern.

Zu den **behandlungsbezogenen Anwendungen** gehören beispielsweise: eArztbrief, eRezept, eÜberweisung, eAbrechnung, Einweiserportale, Monitoring-Anwendungen, Elektronische Gesundheitskarte, Elektronische Patientenakte und Elektronische Gesundheitsakte. Zu den **informations- und ausbildungsbezogenen Anwendungen** werden Krankenhausinformationssysteme (KIS), Radiologieinformationssysteme (RIS) sowie Picture Archiving & Communication Systeme (PACS) gezählt. **Forschungsbezogene Anwendungen** dienen der Forschungsunterstützung sowie der Unterstützung von Gesundheitsberichterstattung und Gesundheitssystemplanung (vgl. hierzu ausführlich [6] in Verbindung mit [2, S. 32–40]).

Eine Auswahl von Anwendungen im Gesundheitswesen (eHealth) ist in Tab. 2.1 aufgeführt. Sie zeigen die enorme Bandbreite der möglichen

Tab. 2.1 Ausgewählte Anwendungen im Gesundheitswesen (eHealth). (In Anlehnung an: [2, S. 32–40])

Telemetrie	Übertragung von Patientendaten mittels Sensoren zu einer räumlich entfernten Stelle, z. B. zur Messung von Puls, Blutdruck o. ä.
Telediagnostik	Begutachtung medizinscher Bilder durch räumlich entfernte Teilnehmer zur Erstellung einer Diagnose
Telekonsultation	Echtzeit oder zeitlich versetzte Diskussion von medizinischen Fällen zwischen entfernten Kollegen, z. B. Einholung einer Zweitmeinung bei einem Fachkollegen
Telemonitoring	Fernuntersuchung, -diagnose und -überwachung von Patienten mit speziellen mobilen Endgeräten (z. B. Smartphones, Tablets), Möglichkeit zur Erinnerung an Medikamenteneinnahmen, durchzuführende Messungen o. ä.
E-Arztbrief	Strukturierter Arztbrief, der auf Basis einheitlicher technischer Standards elektronisch übermittelt und verarbeitet werden kann
DALE-UV	Elektronisches Berichts- und Abrechnungssystem für Ärzte mit den Unfallversicherungsträgern
ePVS	Elektronischer Versand privatärztlicher Abrechnungen zwischen Arzt und privatärztlicher Verrechnungsstelle
eHKS	Übermittlung elektronischer Dokumentationsdaten zum Hautkrebs-Screening

Einsatzbereiche in medizinischen und administrativen Prozessen. Alle diese Verfahren erzeugen Daten, die in Big-Data-Analytics-Lösungen verarbeitet werden können.

2.3   IT-Standards im Gesundheitswesen

Viele Unternehmen des Gesundheitswesens stehen vor der Herausforderung, die Anzahl der Systeme zu reduzieren. Dennoch verbleibt ein gewisser Bedarf für den Datenaustausch. Zu diesem Zweck wurden spezielle Standards für das Gesundheitswesen entwickelt. Die bekanntesten Standards sind „DICOM" und „HL7" [5].

DICOM – Digital Imaging and Communications in Medicine
DICOM ist ein offener Standard zum Austausch von medizinischen Informationen zwischen medizinisch-radiologischen Informationssystemen. Ein typisches Beispiel sind digitale Bilder (Röntgenbilder, CT- und MRT-Bilder). Sie werden mit Zusatzinformationen wie Segmentierungen, Oberflächendefinitionen u. a. zwischen heterogenen Systemen wie RIS und KIS ausgetauscht. Der Standardisierungsumfang umfasst ein Format zur Speicherung der Daten sowie ein Kommunikationsprotokoll für den Austausch [4].

HL7 – Health Level 7
HL7 ist ein weit verbreiteter Standard für den IT-gestützten Datenaustausch zwischen Organisationen im Gesundheitswesen. Er dient dem Austausch zwischen verschiedenen Systemen (z. B. KIS, LIS). Die Entwicklung erfolgte bereits 1987 in den USA. Verschiedene Nachrichtentypen stellen standardisierte Übertragungsformate bereit, z. B.: ADT (Admission Discharge Transfer), BAR (Billing Account Record) und DFT (Detail Financial Transaction) (vgl. [6, S. 268]). Die Weiterentwicklung des HL7-Standards erfolgt dezentral mit Hilfe von Arbeitsgruppen.

Literatur

1. Behrendt I (2009) Klinische Informationssysteme im Krankenhausmanagement: Eine neue Sicht auf die Entwicklung und die Einführung innovativer KIS. In: Behrend I, König H-J, Krystek U (Hrsg) Zukunftsorientierter Wandel im Krankenhausmanagement. Springer Verlag, Berlin, Heidelberg, S 185–186
2. Frodl A (2011) E-Health-Economics. Wirtschaftsinformat Manag 3(2):32–41
3. Gadatsch A (2013) IT-gestütztes Prozessmanagement im Gesundheitswesen. Springer Verlag, Wiesbaden
4. Heggli B, Kohler C (2011) Liste der verfügbaren Standards und Codes. In: e-health suisse, eHealth in der Praxis, S 33–34
5. HL7 Deutschland e. V. (2013) Interoperabilitätsforum, WIKI, Online im Internet. http://wiki.hl7.de/index.php/Hauptseite. Zugegriffen: 11. März 2013
6. Johner C, Haas P (Hrsg) (2009) Praxishandbuch IT im Gesundheitswesen. Hanser Verlag, München, S 135
7. Kruber K (2017) IT-Manager wetten. Die digitale Klinik kommt. CIO-Magazin. https://www.cio.de/a/die-digitale-klinik-kommt,3261506?tap=e76debe9672f8a078de6f2e363a79f1c&utm_source=Healthcare%20IT&utm_medium=E-Mail&utm_campaign=newsletter&r=567631572356095&lid=715235&pm_ln=9. Zugegriffen: 27. Juli 2017

Management von Gesundheitsdaten 3

Daten als Schlüssel zum Erfolg für die Digitalisierung des Gesundheitswesens

Daten, IT und Gesundheit gehören zusammen.

Zusammenfassung

Der Abschnitt beschreibt wichtige Daten des Gesundheitswesens und thematisiert die Notwendigkeit der Strukturierung und Modellierung von Daten.

3.1 Daten im Gesundheitswesen

Die branchenspezifischen Anforderungen des Gesundheitswesens resultieren u. a. aus den vielschichtigen Datenstrukturen (vgl. [3, S. 189]), die durch eine starke Verzahnung administrativer, pflegerischer und medizinischer Daten geprägt sind. Sie umfassen die Basisdokumentation mit Stammdaten und Verlaufsdokumentation sowie ergänzende Aspekte wie Reporting. Nachfolgend sind einige Beispiele aufgeführt:

- Basisdokumentation
  - Stammdaten
    - Personendaten: Name, Anschrift, Geburtsdatum, -ort, …
    - Administration: Krankenversicherung, Hausarzt, …

© Springer Fachmedien Wiesbaden GmbH, ein Teil von Springer Nature 2018
H. Landrock und A. Gadatsch, *Big Data im Gesundheitswesen kompakt*, IT kompakt,
https://doi.org/10.1007/978-3-658-21096-0_3

- – Anamnese: Beschwerden, Datum der Behandlung, Symptome, Vorgeschichte, Familiengeschickte, ...
- – Verlaufsdokumentation
  - – Pflegemaßnahme: Waschen, Bettung, Füttern, ...
- • Reporting
  - – Arztbrief, Verlegungsbericht, ...
- • Therapie/Maßnahmendokumentation
  - – Medikamente, Operation, Physikalische Behandlung, Dialyse, ...
- • Diagnosen
  - – Einweisung-, Aufnahme-, Haupt-, Neben-, ...

3.2 Modellierung von Daten im Gesundheitswesen

Die Aufgabe der Datenmodellierung ist die strukturierte Beschreibung der in Geschäftsprozessen verwendeten Informationsobjekte. Beispielsweise kann hierunter eine Patientendatenbank, eine Patientenanfrage in Bezug auf Behandlungsmöglichkeiten oder ein einzelnes Datenfeld (z. B. „ICD-Code") zu verstehen sein. Neben den Informationsobjekten werden die Beziehungen zwischen den Informationsobjekten beschrieben. Die Beziehungen können eindimensional (z. B.: Jeder Patient hat eine Anschrift, eine Krankheit hat mehrere Behandlungsmethoden) sowie mehrdimensional sein (z. B.: eine Krankheit hat mehrere Behandlungsmethoden). Für die Modellierung von Daten hat sich das von Peter Chen entwickelte Entity Relationship Modell (kurz ERM, vgl. [1]) etabliert. Es basiert auf drei Basiselementen: Entitätstypen, (englisch: Entity-Typ) Beziehungen (englisch: Relationship) und Attributen.

- • **Entitätstypen (Entity-Typen)** stellen Aspekte der realen Welt auf abstraktem Niveau dar, also z. B. die Gesamtheit aller Patienten. Ein konkreter Entitätstyp ist dann ein bestimmter Patient, der namentlich benannt werden kann. Entitätstypen werden durch ein Rechteck beschrieben.
- • **Beziehungstypen** (**Relationship**) beschreiben den Zusammenhang zwischen Entitätstypen. So können Patienten mehrere Krankheiten haben. Beziehungstypen werden durch eine Raute und Kanten zu den Entitätstypen repräsentiert.

- **Attribute** beschreiben Entitätstypen oder Beziehungstypen näher und sogenannte Schlüsselattribute identifizieren einzelne Tupel eindeutig. So können Patienten über die Attribute „Patientennummer", „Name", „Postleitzahl", „Ort", „Straße", „Hausnummer", „Versicherungsstatus" u. a. näher beschrieben werden.

Das einfache ERM in Abb. 3.1 zeigt ein stark vereinfachtes Modellierungsbeispiel. Demnach können Patienten mehrere Krankheiten haben. Patienten werden durch eine eindeutige Patientennummer (Schlüsselattribut) und ihren Namen beschrieben. Krankheiten werden durch den „ICD-Code" identifiziert (Schlüsselattribut) und durch einen Text näher beschrieben. Das Datum der Diagnose der Krankheit eines Patienten wird erfasst. Mit dem Modell kann also u. a. die Frage beantwortet werden, welcher Patienten seit wann an welcher Krankheit leidet.

Datenmodelle schaffen Transparenz über die betrachteten Realitätsausschnitte und reduzieren den Entwicklungsaufwand für Prozessgestalter und Softwareentwickler, aber auch für die beteiligten Personen aus den Fachabteilungen (z. B. Ärzte, Pfleger, Fachkräfte). Zudem erleichtern sie die Projektarbeit bei der Einführung oder Überarbeitung von Software, weil sie eine gemeinsame Gesprächsbasis liefern. Mit ihrer Hilfe lässt sich z. B. nachvollziehen, welche Daten wo im Unternehmen entstehen, verändert und genutzt werden (vgl. ausführlich [2]).

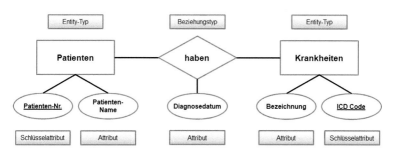

Abb. 3.1 Einfaches Modellierungsbeispiel mit der Chen-Notation

3.3   Aktuelle Entwicklungen

Die klassische Datenmodellierung basiert auf relationalen Datenmodellen und erlaubt es nur strukturierte Daten zu analysieren. Im Zuge von Big Data wurden sogenannte „not only SQL"-Datenbanken entwickelt, welche weitere Möglichkeiten der Datenanalyse bieten [5].

Insbesondere können Beobachtungs-, Lokalisierungs- und Beziehungsdaten unterschieden werden (vgl. [4]). Beobachtungsdaten entstehen durch Sensoren in Geräten, z. B. die Vitaldaten von Patienten. Sie erlauben die Analyse von Trends und zeigen kritische Situation im Behandlungs- oder Pflegeverlauf auf. Lokalisierungsdaten entstehen durch die Sammlung von Positionsdaten mobiler Endgeräte. Sie bieten z. B. Navigationshinweise mit Mehrwertinformation („Wo ist der nächste Zahnarzt, der noch geöffnet hat?"). Von besonderem Interesse sind Beziehungsdaten; sie entstehen durch Kombination von Beziehungen der Datenobjekte untereinander. Beispiele sind im Gesundheitswesen leicht zu finden:

- Welche Patienten haben welche Freunde und mit wem hatten sie zuletzt Kontakt?
- Welche Medikamente können miteinander (nicht) kombiniert werden?

Die klassischen Datenbanken wurden daher in den letzten Jahren durch eine Vielzahl spezieller neuer Datenbanken erweitert (vgl. [4]):

- **Key-Value Datenbanken**
  - Speichern Daten schemalos als Schlüssel-Wertepaare, Zugriffe sind sehr performant, Felder können jederzeit geändert werden
  - Anwendung: Wenn spätere Änderungen der Felder zu erwarten sind
- **Dokumentenorientierte Datenbanken**
  - Speichern Daten schemalos in Dokumenten (Felder und Werte)
  - Anwendung: Speicherung großer Textmengen mit flexibler Länge (Blogs, Wikis, CMS)

- **Graphen-Datenbanken**
  - Speichern Beziehungen von Daten
  - Anwendung: Twitter, Facebook
- **Multi-Value-Datenbanken**
  - Speichern neben Feldern vor allem Wiederholfelder und gruppierte Wiederholfelder
  - Anwendung: Speichern historischer Adressen bestehend aus Straße, Hausnummer, ...
- **Spaltenorientierte Datenbanken**
  - Speichern aggregierte Daten in Spalten
  - Anwendung: OLAP-Analysen in Data Warehouse-Systemen
- **Multi-Modell Datenbanken**
  - Kombination von zwei oder mehr Merkmalen der o. g. Datenbanken
  - Breite Anwendungsbereiche („Alleskönner-DB")

Literatur

1. Chen P (1976) The entity relationship model – towards a unified view of data. Acm Trans Database Syst 1(1):9–36
2. Gadatsch A (2017) Datenmodellierung für Einsteiger. Springer Verlag, Wiesbaden
3. Johner C, Hölzer-Klüpfel M, Wittorf S (2011) Basiswissen Medizinische Software. Heidelberg
4. Martin W (2014) BI entlang der Prozesskette, Wie NoSQL-Datenbanken den Einsatzbereich von BI erweitern. BI-Spektrum 1:8–11
5. Meier A, Kaufmann M (2016) SQL- & NoSQL-Datenbanken. Springer Verlag, Wiesbaden

Management von Gesundheitsprozessen

4

Daten als Schlüssel zum Erfolg für die Digitalisierung des Gesundheitswesens

Prozesse und Gesundheit

Zusammenfassung

Der Abschnitt beschreibt wie Geschäftsprozesse im Gesundheitswesen dokumentiert, analysiert und verbessert werden können. Ein wichtiges Werkzeug hierzu ist die Modellierung der Prozesse. Sie schafft die Basis für ein einheitliches Verständnis der Arbeitsläufe für die vielen spezialisierten Akteure im Gesundheitswesen.

4.1 Geschäftsprozesse im Gesundheitswesen

Begriff

Geschäftsprozesse sind wiederholt durchgeführte zielorientierte und arbeitsteilige Aufgaben (vgl. z. B. [2]). Ein beispielhafter Prozess des Gesundheitswesens ist die Aufnahme des Patienten, seine Untersuchung, Behandlung und Pflege oder die Leistungsabrechnung (vgl. [1]). Gesteuert wird der Prozess durch einen Prozessverantwortlichen.

© Springer Fachmedien Wiesbaden GmbH, ein Teil von Springer Nature 2018   31
H. Landrock und A. Gadatsch, *Big Data im Gesundheitswesen kompakt*, IT kompakt,
https://doi.org/10.1007/978-3-658-21096-0_4

Prozesstypen

Medizinische Prozesse decken den Kernbereich des Gesundheitswesens ab (Untersuchung, Behandlung, Pflege, Rehabilitation u. a.), für die es individuelle Methoden zur Beschreibung und Dokumentation gibt (z. B. Operationsplan). Betriebswirtschaftliche Prozesse nehmen im Gesundheitswesen allgemeine Aufgaben wahr, wie z. B. Management, Personalwesen, Controlling, Buchhaltung, Logistik und Materialwirtschaft, Gebäudemanagement.

Verfeinerung von Prozessen

Die Verfeinerung von Prozessen erfolgt auf mehreren Ebenen, ausgehend vom Geschäftsprozess über Geschäftsprozess-Schritte bis hin zu elementaren Geschäftsprozess-Schritten. In Abb. 4.1 wird der Geschäftsprozess „Patientenverwaltung" in mehrere Geschäftsprozess-Schritte, so u. a. in die Patientendatenerfassung, zerlegt. Diese wiederum zerfällt in mehrere elementare Geschäftsprozess-Schritte, die durch einen einzigen Bearbeiter ausgeführt werden können (Erfassung der persönlichen Daten, Versicherungsdaten, optionale Wahlleistungen).

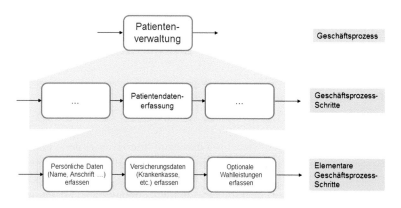

Abb. 4.1 Zerlegung von Geschäftsprozessen

4.2 Modellierung von Prozessen im Gesundheitswesen

In den vergangenen Jahren wurden zahlreiche Methoden zur Modellierung von Prozessen entwickelt. In der Praxis haben sich graphische Ansätze zur Prozessmodellierung durchgesetzt, da sie auch für Nicht-Experten verständlich sind. Im Gesundheitswesen ist der Einsatz von Modellierungsmethoden allerdings noch als zurückhaltend zu bezeichnen und wenn überhaupt, nur in größeren Einrichtungen zu finden. Grundsätzlich lassen sich in der Kategorie der grafischen Modellierungsmethoden datenorientierte, kontrollflussorientierte und objektorientierte Konzepte sowie Hybridmethoden unterscheiden (vgl. Abb. 4.2 und ausführlich [2]).

Datenflussorientierte Methoden beschreiben nicht den Prozess, sondern den Datenfluss, also den Verlauf der Daten im Zusammenspiel der Einzeltätigkeiten. Der Ablauf der einzelnen Prozessschritte ist daher nur schwer aus den Diagrammen herauszulesen, was dazu geführt hat, dass diese Methoden kaum noch Verwendung finden. Bei den kontrollflussorientierten Methoden steht die Abfolge der Tätigkeiten im Vordergrund

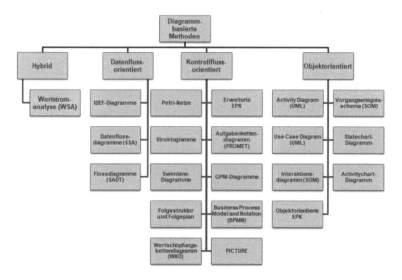

Abb. 4.2 Überblick über Modellierungsmethoden

der Modellierung, also der Prozess. In der Praxis haben sich vor allem Prozesslandkarten, Swimlane-Diagramme, Wertschöpfungskettendiagramme, die erweiterte ereignisgesteuerte Prozesskette sowie aktuell die Business Process Modeling and Notation-Methode etabliert. Aus der Softwareentwicklung stammt die Idee, Funktionen und Daten zu sogenannten Objekten zu integrieren. Hier hat sich in der Praxis vor allem die Unified Modeling Language mit dem Activity Diagramm etabliert. Eine detaillierte Erläuterung sämtlicher Methoden ist z. B. in [2] nachzulesen.

Prozesslandkarten
Zur übersichtlichen Darstellung der wesentlichen Prozesse haben sich Prozesslandkarten etabliert (vgl. z. B. [2]). Die dargestellten Prozesse werden meist untergliedert in Steuerungs-, Kern- und Unterstützungsprozesse. Steuerungsprozesse verantworten das integrative Zusammenspiel der Geschäftsprozesse (z. B. Strategieentwicklung, Unternehmensplanung, Operatives Führen). Sie sind die unternehmerische Klammer um die leistungserstellenden und unterstützenden Prozesse. Kerngeschäftsprozesse sind Geschäftsprozesse mit hohem Wertschöpfungsanteil. Sie sind in der Regel wettbewerbskritisch und bilden den

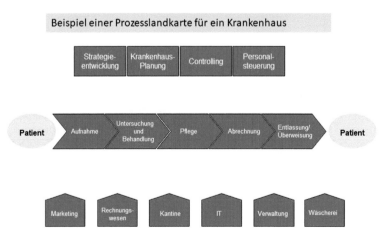

Abb. 4.3 Prozesslandkarte im Krankenhaus (vereinfachtes Beispiel)

Leistungserstellungsprozess ausgehend vom Patientenwunsch, über die Untersuchung und Behandlung bis hin zur Nachsorge und ggf. Rehabilitation. Unterstützungsprozesse sind Geschäftsprozesse mit keinem oder nur geringem Wertschöpfungsanteil. Sie sind in der Regel nicht wettbewerbskritisch. Beispiele sind Finanzbuchhaltung, Kostenrechnung, Berichtswesen, Personalwesen, Kantine, Wäscherei, Fuhrpark Informationsverarbeitung, Recht.

Der Zweck der Prozesslandkarte besteht in der groben Information über die wichtigsten Arbeitsabläufe (Prozesse) eines Unternehmens. Zielgruppen können intern (Management, Mitarbeiter) oder extern (Patienten, Lieferanten, Bewerber) angesiedelt sein. In der Abb. 4.3 ist ein Beispiel für eine stark vereinfachte Prozesslandkarte eines Krankenhauses dargestellt.

Swimlane-Diagramme

Die Swimlane-Diagramme orientieren sich an einem aus der Vogelperspektive betrachteten Schwimmbecken. Das Becken ist der Gesamtkontext, also z. B. das betrachtete Krankenhaus. Die Schwimmbahnen (Lanes) stellen die Verantwortungsbereiche für Akteure dar, zwischen denen die zugeordnete Verantwortung für einen Prozessabschnitt hin und her pendelt, bis der Ablauf abgeschlossen ist. In einem Krankenhaus sind dies z. B. die verschiedenen Abteilungen wie Chirurgie, Labor, Station etc. Die Notation der Swimlane-Diagramme ist nicht standardisiert und kann daher an eigene Bedürfnisse angepasst werden (vgl. [2]). Die Methode eignet sich insbesondere für den Einsatz im Gesundheitswesen, da dort Modellierungsexperten in der Regel nicht vorhanden sind und die Notation sehr einfach anzuwenden ist. Ein Nachteil ist jedoch der eingeschränkte Informationsgehalt der Swimlane-Darstellungen.

Ein einfaches Beispiel für eine Anwendung der Notation im Gesundheitswesen ist in Abb. 4.4 zu sehen. Es zeigt den stark vereinfachten Prozess der Behandlung im Krankenhaus. Die Lanes demonstrieren die einzelnen Abteilungen wie Verwaltung, Station, Röntgen, OP und Abrechnung. Der Prozess beginnt in der Darstellung links oben mit der Erfassung der Patientendaten. Anschließend wird der Patient untersucht und abhängig vom Ergebnis werden noch Röntgenaufnahmen erstellt, die dann zu bewerten sind. Hiernach erfolgt die Operation und abschließend die Nachsorge und Entlassung des Patienten auf der Station. Nachgela-

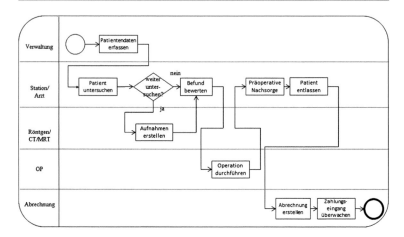

Abb. 4.4 Beispiel einer einfachen Swimelane-Darstellung für ein Krankenhaus

gerte Tätigkeiten sind die Abrechnung und die Überwachung des Zahlungseingangsverkehrs.

Modellierung klinischer Pfade

Für den Begriff „Klinischer Pfad" gibt es eine Reihe von Synonymen: Behandlungs-Checkliste, Case Map, Clinical Path, Plan-Behandlungsablauf oder Standard Operation Procedure (SOP). Der klinische Pfad ist eine Best Practice-Lösung auf der Basis von Erfahrungswissen, der z. B. wie folgt definiert werden kann: „Ein Klinischer Behandlungspfad ist der ... berufsgruppen- und institutionenübergreifende Konsens für die beste Durchführung der ... Behandlung unter Gewährleistung der festgelegten Behandlungsqualität und ... der notwendigen und verfügbaren Ressourcen ... ") [4, S. 3–15]. Der klinische Pfad umfasst nicht nur das Prozesswissen (Arbeitsfolgen, Ressourcenzuordnungen) i. e. S., sondern auch einen medizinischen Aspekt i. S. von Behandlungsvorgaben, der auf der Basis des Expertenwissens für einen geeigneten Behandlungserfolg steht.

Derzeit gibt es keine spezielle Methode zur Modellierung klinischer Pfade. Es existieren nur nicht standardisierte Varianten auf Basis von Standardnotationen (z. B. Ereignisgesteuerte Prozesskette EPK) oder individuellen Flow Charts (vgl. hierzu [1]).

Literatur

1. Gadatsch A (2013) IT-gestütztes Prozessmanagement im Gesundheitswesen. Springer Verlag, Wiesbaden
2. Gadatsch A (2017) Grundkurs Geschäftsprozessmanagement, 8. Aufl. Springer Verlag, Wiesbaden
3. Meier A, Kaufmann M (2016) SQL- & NoSQL-Datenbanken. Springer Verlag, Wiesbaden
4. Roeder N, Küttner T (Hrsg) (2007) Klinische Behandlungspfade, Mit Standards erfolgreicher arbeiten. C.H. Beck Verlag, Köln

Anwendungsszenarien für Big Data im Gesundheitswesen

Datenanalysen für Krankenhäuser, Labore, Versicherungen und die Pharmaindustrie

Mit Daten und Phantasie zu neuen Erkenntnissen.

Zusammenfassung

Daten entstehen überall im Gesundheitswesen – im Krankenhaus, im Labor, bei den Versicherungen und Kassen oder in der Pharmaindustrie, um nur einige Bereiche zu nennen. Fast in allen Bereichen kann die Analyse großer Datenmengen neue Informationen liefern. Die gewonnenen Informationen können Prozesse vereinfachen, Kosten reduzieren, Wissen erzeugen und die Forschung vorantreiben. Es braucht etwas Querdenken und etwas Phantasie, doch dann zeigt sich, dass die Analyse von Daten in fast allen Bereichen des Gesundheitswesens zum Fortschritt beitragen kann: mit Telemedizin, mit Sprachverarbeitung, mit Vorhersagen.

Alle Bereiche des Gesundheitswesens können von der Analyse großer Datenmengen profitieren. Dabei geht es nicht primär darum, den „gläsernen Patienten" zu schaffen, sondern mitunter ganz andere Informationen zu erzeugen und die IT im Gesundheitswesen von einem Cost-Center zu einem Profit-Center zu entwickeln.

© Springer Fachmedien Wiesbaden GmbH, ein Teil von Springer Nature 2018   39
H. Landrock und A. Gadatsch, *Big Data im Gesundheitswesen kompakt*, IT kompakt,
https://doi.org/10.1007/978-3-658-21096-0_5

Ein Blick ins Wartezimmer der Krankenhäuser und Arztpraxen verrät es: Die Unterstützung der Sektor-übergreifenden Versorgung durch Informationstechnik hängt die Wirklichkeit der Theorie noch ein gewaltiges Stück hinterher. Dort sitzen Jung und Alt mit einem Mäppchen und den aktuellsten (oder ganz alten) Röntgenbildern. Mitunter hat ein junger Arzt seine Praxis frisch aufgebaut. Dann werden die Bilder bereits digital erzeugt und statt der Mappe halten die Patienten CD-ROMs in den Händen.

Im deutschen System des Gesundheitswesens dominieren nach wie vor kleinbetriebliche Strukturen, welche die Gesundheitsleistungen erbringen. Dies sind insbesondere über 118.000 Vertragsärzte, die zu ungefähr zwei Dritteln in Einzelpraxen arbeiten. Hinzu kommen etwa 21.500 Apotheken, ca. 2100 Krankenhäuser sowie weitere Dienstleister wie Massagepraxen, Praxen von medizinischen Bademeistern, Krankengymnasten/Physiotherapeuten, Hebammen und Entbindungspflegern, Heilpraktikern sowie Krankentransport- und Rettungsdienste [16].

Im Zeitalter der Digitalisierung fehlen hier leider noch Institutionenübergreifende Standards und vor allem eine digitale Koordination. Die Protagonisten der Sektor-übergreifenden Versorgung streben eine Standardisierung von drei Bereichen an [13]:

- einheitliche Datenformate (von EPA über PDF/A bis DICOM und HL7),
- einheitliche oder uneingeschränkt kompatible Kommunikation (E-Mail, Datentransfer, PACS),
- konzertierter Ansatz statt Weiterentwicklung von alten Makro-Programmierungen,
- einheitliches, im Idealfall gemeinsames Daten-Repository,
- Sicherheit und Datenschutz,
- Rollen und Prozesse.

Eine der großen Herausforderungen bleibt aber die Standardisierung der Arbeitsabläufe und die entsprechende Zuordnung von Rollen. Das setzt voraus, dass sich die Beteiligten, möglichst alle, zumindest aber über ihre jeweiligen Vertretungen, in einer Region bzw. überregional verständigen, auf wessen Schultern die Verantwortung verteilt wird und welche Prozesse den Datenfluss steuern. Mitunter kann es erforderlich werden, dass hierfür neue (Unternehmens-)Strukturen geschaffen werden müssen, bei der die verschiedenen Rollen mit einer unternehmerischen Verantwortung verknüpft werden.

Dann ist es beispielsweise möglich, auch Behandlungsinformationen vollständig, aber anonymisiert in einem einheitlichen Daten-Repository, abzulegen. Auf diese Daten können dann medizinische, aber auch wirtschaftliche Analysen laufen, die einerseits für Therapieempfehlungen herangezogen werden können und andererseits aufzeigen, welche Behandlungen besonders effizient und kostengünstig bzw. aufwendig und weniger erfolgreich sind.

5.1 In der Verwaltung – vom Excel zum computergestützten Bettenmanagement – von der Karteikarte zur elektronischen Gesundheitsakte

Die Beispiele in den folgenden Abschnitten sollen illustrieren, wie die Analyse von polystrukturierten Daten aus unterschiedlichen Quellen im Gesundheitswesen angewendet werden kann. Dabei müssen es nicht immer Petabytes an Daten sein, die analysiert werden. Es kann bereits ausreichen, vorhandene Daten zusammenzuführen, die bislang in einzelnen „Daten-Silos" gepflegt wurden. Die Beispiele sind realistisch, wenn auch nicht in jedem Falle praxiserprobt. Es geht im Folgenden um Anregungen für den Blick über den Tellerrand der eigenen IT und der eigenen Krankenhausprozesse.

Zielgruppenanalyse – wann welche Krankheiten sich häufen
Eine typische Anwendungsform von Big-Data-Anwendungen sind Prognosen. Die Idee dahinter: Durch die größere Datenbasis lassen sich Prognosen verbessern. Das müssen nicht unbedingt Prognosen hinsichtlich eines einzelnen Erkrankungsverlaufs sein, sondern das können auch Vorhersagen von Erkrankungswellen sein. Um hier nicht das Beispiel „Google-Flu" (Abschn. 5.2, die durchaus vermeintliche und fehlerbehaftete Analyse von Grippeepidemien mittels Google-Abfrage) zu strapazieren, sei ein Szenario skizziert, bei dem die Auswertung von allgemein zugänglichen Informationen aus Social-Media-Meldungen, Verkehrsin-

formationen und Kalenderdaten eine Erkenntnis liefert, die für Unfall-
krankenhäuser interessant sein kann:

In den Wintermonaten kommt es immer wieder zu saisonbedingten
Unfällen auf Skipisten. Sicherlich ist es möglich, sich in gewissen Grenzen planerisch darauf vorzubereiten. Das ist dann zum Beispiel eine Ur-
laubssperre für das Personal eines Unfallkrankenhauses und für die Ret-
tungsstellen. Dennoch wird dann eine Häufung von Unfällen zu einer
angespannten Lage führen.

Vorstellbar wäre, durch die Analyse

- von Social-Media-Einträgen
  - Wie viele Menschen wollen in einer bestimmten Zeit in den Skiur-
    laub fahren?
  - Welche Regionen sind besonders angesagt? usw.,
- von Verkehrsinformationen
  - Stauprognosen,
  - Baustellen,
  - Zugausfälle,
- von Kalenderdaten
  - nicht nur Ferienanfang und Ferienende in den Bundesländern
  - und den Nachbarländern, sondern auch
  - Sportereignisse, besondere Feiertage, kulturelle und politische Er-
    eignisse sowie
- von historischen Daten

eine Prognose für wintersportbedingte Unfälle und Erkrankungen zu be-
rechnen und somit Einsatzpläne genauer planen zu können. Die Erweiterung auf neue Datenquellen führt zu einer Erweiterung der bisher genutzten Werkzeuge auf oftmals unstrukturierte Daten. Durch die größere
Menge an Quellen wird sicherlich die Leistungsgrenze des bislang ganz
gut funktionierenden Excel-Tools oder der Planungssoftware erreicht.

Solche Daten stehen heute bereits vielfach kostenlos oder bei den
Social-Media-Betreibern vergleichsweise kostengünstig zur Verfügung,
und möglicherweise werden diese Informationen heute schon für Be-
darfsabschätzungen herangezogen.

Eine Big-Data-Analyse könnte hier nicht nur die Rushhour auf den
Skipisten und die entsprechende Schlange in der Triage der Unfallklinik

vorausberechnen, sondern auch vorhersagen, wann trotz besten Skiwetters keine Patienten zu erwarten sind – weil diese alle ein besonderes Ereignis verfolgen oder weil diese aufgrund von Stau, Wetter oder anderer Ereignisse gar nicht zu den Skigebieten gelangen.

Einmal modelliert, könnte solch eine Big-Data-Analyse dann eben die Personalplanung unterstützen. Solche Zielgruppen-Analysen lassen sich über soziologische oder demografische Daten auch für andere Bereiche anlegen. Dabei müssen sich die Anwender nicht auf das hier genannte Thema Risiko-Sportarten, also beispielsweise auf das nahezu kongruente Beispiel „Motorradfahren", beschränken.

Personal

Big Data hängt eng mit dem IT-Trendthema „Social Business" zusammen, das die Durchdringung der sozialen Elemente des Berufslebens mit Informationstechnik beschreibt. Auch vor den Einrichtungen des Gesundheitswesens wird Social Business nicht haltmachen – noch dazu wo das Social Business im wortwörtlichen Sinne das Kerngeschäft von Krankenhäusern ist. Das kann auch im Krankenhäusern und Pflegeeinrichtungen als Konzept für organisatorische Veränderungen herangezogen werden. Die Notwendigkeit eines Wandels wird beispielsweise deutlich, wenn es um die Sektor-übergreifende Versorgung geht. Eine von den Gesamtprozessen unabhängige Personaleinsatzplanung wird künftig am eigentlichen Bedarf vorbeigehen [4]. Big-Data-Analysen können Versorgungsnetzwerke miteinander verknüpfen und die Arbeitswelt – unter Einbeziehung aller Mitwirkenden – flexibler und offener gestalten.

Aus der Perspektive der Personaleinsatzplanung könnte das beispielsweise so aussehen, dass die Kompetenz und die Planung zumindest teilweise auf die Ärzte, Schwestern, Pfleger und das technische Personal übertragen werden. Letztlich könnten also mit geeigneten Softwarewerkzeugen die Vereinbarungen rund um den Schichttausch aus der Cafeteria auf die (mobilen) Endgeräte der Mitarbeiter übertragen werden. Die Mitarbeiter können IT-gestützt die potentiellen Auswirkungen sehen und sie werden ermächtigt, ihrerseits das bestmögliche in den Prozess einzubringen. Das Social Business als IT-Konzept unterstützt die Mitarbeiter, indem beispielsweise wichtige Reserven, geblockte Zeiträume und parallele Schichten dargestellt werden. Zusammen mit einem Kulturwandel, der alle Beteiligten einschließen muss, wird dann zum Beispiel deutlich, welche Aufgaben einen konkreten Schichttausch einfach unmöglich machen. Eine solche Unterstützung kann auf Big-Data-Analysen basieren und eine solche IT-gestützte Personalplanung erzeugt ihrerseits Daten, die in Big-Data-Speichersystemen abgelegt werden. Damit stehen diese Daten dann als historische Daten, beispielsweise für die Neuplanung eines Krankenhauses, zur Verfügung. Diese Analysen für die Planung gehen weit über die klassische Sammlung von Erfahrungswerten mit Excel oder einer Personalmanagementsoftware hinaus. Hier geht es darum, selbst Stauvorhersagen, Schulprojekte der Kinder der Mitarbeiter oder Messen und Kongresse automatisiert in die Personalplanung einzubeziehen. Social-Business-Konzepte im Krankenhaus werden also zu einer Datenbasis für Big-Data-Anwendungen, bei denen sehr viel mehr, vor allem auch unstrukturierte Informationen, für die Entscheidungsfindung berücksichtigt werden kann, als dies bisher mit klassischen Lösungen möglich ist, wodurch wiederum ein Grundgedanke von Big Data bestätigt wird.

Patientensteuerung und Bettenmanagement

Die Informationstechnik ist ein wesentlicher Baustein zur Optimierung von Einrichtungen des Gesundheitswesens. Eine weitere Herausforderung ist, dass technische Entwicklungen von allen Beteiligten verstanden werden müssen. Im Gesundheitswesen liegen die Interessen der Peer Groups oft weiter auseinander als in anderen Branchen. Zudem habe das Gesundheitswesen eben, so glauben viele, ein anderes Naturell als die Entwicklung, Herstellung und Vermarktung von Produkten – nämlich den Dienst am Menschen und das sei nicht vergleichbar.

Mit neuen IT- und Daten-Modellen und den entsprechenden IT-Technologien entstehen die Datenquellen für Big-Data-Analysen. Deswegen wird es immer wichtiger, auch Verfahren wie die elektronische Patientenakte einzusetzen. Dann wäre es nicht mehr weit zu den nächsten Big-Data-Analysen – wobei die personenbezogenen Daten für viele Anwendungen durch eine Anonymisierung gelöscht oder anonymisiert werden.

Eine Anwendung, die derzeit immer noch viel manuelle Planung erfordert, ist das Betten- und Patienten-Management. Die heute verwendeten Planungstools können um Big-Data-Analysten erweitert werden, die beispielsweise Erfahrungen anderer Häuser einschließen. Das heißt, die bestehenden Verfahren werden durch Standardisierung für Big-Data-Analysen erschließbar.

Das Betten- und Patienten-Management könnte sich dann nicht nur am konkreten Krankheitsfall orientieren, sondern auch Informationen hinzuziehen, die der Patient nicht selbst liefern kann oder möchte. Ein ganz einfaches Beispiel wäre die Wettervorhersage, die aufschiebbare Behandlungen auch anhand von Patientenbedarfen berechnet und dabei zum Beispiel unaufschiebbare Ereignisse wie die Ernte bei Landwirten einbezieht. Das Beispiel muss nicht wörtlich genommen werden, denn es soll zeigen, dass es bei Big-Data-Analysen nicht immer um die große Revolution geht, sondern vielfach um die stetige kleine Verbesserung durch genauere Vorhersagen und eine bessere Planung.

Big-Data-Analysen von Performance-Daten zur Erkennung von Anomalien im Krankenhausbetrieb sind sicherlich nur für große Häuser mit umfangreichen medizinischen, therapeutischen und administrativen Geräten interessant. Ebenso kann eine Big-Data-Lösung durch die Analyse umfangreicher Daten von den Zeiterfassungssystemen, über die IT-Systeme bis zu den Betriebsdaten von bildgebenden Systemen und anderen über Schnittstellen erreichbaren Geräten, auch Vorhersagen für Wartungsfälle (Predictive Maintenance) liefern. Das kann beispielsweise für große radiologische Institute von Bedeutung sein, um ungeplante Betriebsausfälle zu vermeiden.

Die computergestützte Vorhersage von Wartungsfällen kann auch seitens der Hersteller der Geräte eingesetzt werden. Indem Geräte vorausschauend gewartet werden, lassen sich die Kosten des Krankenhausbetriebs reduzieren.

Neue Geschäftsmodelle aus Daten

Die Gewinnung neuer Informationen aus Daten, die ursprünglich vielleicht auch für einen anderen Zweck erhoben worden sind, ist ein Kerngedanke von Big-Data-Konzepten. In der Industrie werden die ersten Lösungen entwickelt, mit Unternehmen ihre Daten in verarbeiteter oder aufbereiteter Form auch anderen Anwendern zur Verfügung stellen. Unter Begriffen wie „Industrial Open Data" oder „Industrial Data Space" gibt es Initiativen von Fertigungsunternehmen zur unternehmensübergreifenden Nutzung von Daten. Im Gesundheitswesen gibt es eine Hürde weniger: Viele Daten sind nicht Gegenstand der Intellectual Property und müssen nicht aus Wettbewerbsgründen zurückgehalten werden.

Das Ziel ist es, Daten oder Auswertungen von Daten anderen Anwendern anzubieten, die diese Daten nutzen könnten. Das könnten beispielsweise Marktforschungsdaten sein. Diese könnten aus verschiedenen Quallen im Krankenhaus zusammengeführt und anonymisiert werden. Der Anonymisierung ist dabei ein besonders hoher Stellenwert einzuräumen.

Alle bislang erwähnten Computersysteme und Geräte liefern Daten, die roh oder mit einer gewissen Verarbeitung für andere von Interesse sein können. Vielfach sind es Daten, die von vornherein keine personenbezogenen Daten enthalten oder die leicht anonymisiert oder pseudonymisiert werden können.

Die Daten können für statistische Auswertungen über den Rahmen des Krankenhauses zur Verfügung gestellt werden. Das können beispielsweise Informationen zum Freizeitverhalten sein, und sei es nur die Auswahl der Fernsehprogramme oder Infotainment-Angebote am Krankenbett, sofern derlei Angebote bestehen.

Versorgungsqualiltät

Im Vogtlandkreis, einer Region in Westsachsen, gab es vor einigen Jahren schon einen recht interessanten Ansatz für die Analyse von Daten unterschiedlichster Quellen in der medizinischen Versorgungsforschung [10].

Beispiel

Der Vogtlandkreis ist strukturell sehr unterschiedlich geprägt. Es gibt weit verzweigte ländliche Gebiete und einige Städte mit einem Phänomen: Eigentlich sind insgesamt genügend Ärzte präsent, jedoch befinden sich die Krankenhäuser und Praxen nicht unbedingt dort, wo die kranken Menschen zu Hause sind. Das ist eine Situation, die andere strukturschwache Gebiete und Großstädte wie Berlin ebenso betrifft. In ländlichen Regionen kommen zusätzlich die Auswirkungen des demographischen Wandels zum Tragen. Nur selten lassen sich die Ärzte in den strukturschwachen ländlichen Regionen nieder. Mobile Hausärzte werden ebenfalls immer älter. Bisherige Planungen anhand der Meldedaten ergeben nicht immer das gewünschte Versorgungsniveau. Vor allem ländliche Gebiete sind davon gekennzeichnet, dass eine überalterte Bevölkerung relativ wenigen Hausärzten und medizinischen Versorgungszentren gegenübersteht. Weite Wege zum Arzt sind häufig und mitunter dürfen Krankenfahrdienste ihr Kreisgebiet nicht verlassen. Patienten, die eine Leistung in einem Krankenhaus im Nachbarkreis wahrnehmen möchten oder müssen, sind dann unter Umständen auf den Nachbarn angewiesen. Soll wirklich die Nachbarschaftshilfe und das Bilden von Fahrgemeinschaften die Lösung sein? Das wäre ein Eingeständnis von Mangelwirtschaft.

Die derzeitige Methodik für die Steuerung der medizinischen Versorgung ist zu grob und verfälscht die Realität [10]:

- Sie lässt den demographischen Wandel sowohl bei der Bevölkerung als auch bei den immer älter werdenden ambulant tätigen Ärzten außer Acht.
- Sie kann überregionale Versorgungsbeziehungen, etwa die Mitversorgung benachbarter Planungsbezirke und Regionen, nicht annähernd realitätsgetreu abbilden.
- Sie kann außerdem keine „idealen" Standorte ermitteln, die für eine flächendeckende Versorgung einer Region dringend zu besetzen sind.
- Die Ungleichverteilung der Ärzte in der Fläche wird ebenfalls nicht annähernd versorgungsbezogen berücksichtigt.

Big-Data-Analysen können hier sehr viel detailliertere Informationen liefern. Arztdaten („Welche Ärzte sind wo?"), Patientendaten (Bevölkerungsstruktur über Meldedaten hinaus) und weitere demografische Daten können zunächst für die Planung der Politik zusammengeführt werden. Die Versorgungsqualität und das Zueinanderfinden von Arzt und Patient lassen sich mit Telemedizin-Projekten und Big-Data-Analysen verbessern. Dazu müssen allerdings die Daten der Krankenhäuser (und dabei auch die medizinischen Daten aus mobilen Geräten zur Datenerfassung) und der Krankenkassen mit vielen anderen Daten kombiniert werden. Solche Sekundärdaten brauchen nicht auf die bei Einrichtungen des Gesundheitssystems vorhandenen Datenbanken beschränkt sein. Ebenso könnten der Breitbandatlas der Bundesregierung oder Milieudaten von Datendienstleistern hinzugezogen werden. Dass dann zum Beispiel auch das Wetter oder Nahverkehrsfahrpläne ausgewertet werden, gehört ebenfalls dazu. Die Idee dahinter: In bestimmten geografischen

Bereichen lässt sich die Versorgung bereits schon dann verbessern, wenn zum Beispiel die Busfahrpläne optimiert oder sogar neue Buslinien eingerichtet werden. Selbstverständlich sind solche Konzepte erst dann tragfähig, wenn auch die Kosten-Nutzen-Rechnung funktioniert, also beispielsweise eine neue Buslinie günstiger ist als Krankentransportkosten oder Fahrtzuschüsse.

Dabei sind präzise, kleinräumige Analysen über alle verfügbaren Datenmengen erforderlich. Die Analysen auf Kreisebene werden ihrerseits mit bundesweiten Daten kombiniert, so dass der Informationsgewinn über die bislang typischen Verwaltungsgrenzen – Kreise und Gemeinden – hinausgeht. In dem Projekt in Sachsen [10] wurden so Cluster ermittelt, die eine Überversorgung oder eine Unterversorgung repräsentieren, und die zum Beispiel auch den demographischen Wandel bei den Ärzten berücksichtigt.

Diese Berechnungen können wiederum eine Grundlage für Telemedizinprojekte wie der Verteilung oder Anbindung von Geräten zur heimischen Überwachung von Vitaldaten und anderen Messwerten liefern. Die Telemedizingeräte liefern wiederum Werte, die in die Analysen der Versorgungssituation einfließen. Die Big-Data-Analysen generieren zudem Erkenntnisse, welche infrastrukturellen Maßnahmen, beispielsweise der Ausbau des Mobilfunknetzes, erforderlich sind. Diese Informationen dienen so auch der Entscheidungsfindung seitens der Politik.

Voraussetzung sind moderne IT-Technologien. In einem Informationszeitalter, in dem überall Daten erzeugt und verarbeitet werden (z. B. von Patienten, Krankenhäusern, Ärzten, Kostenträgern und Versorgungsunternehmen), müssen auch die entsprechend IT-Projekte gemeinschaftlich organisiert werden. Die IT-Projekte für Big-Data-Analysen und Telemedizin können nur funktionieren, wenn sie gemeinsam beschafft bzw. finanziert werden – der Nutzen für alle Beteiligten liegt auf der Hand: eine Kostenoptimierung und -einsparung auf so hohem Niveau, dass die Entwicklung eines Schlüssels oder sogar Vorausleistungen von Beteiligten (z. B. Bereitstellung von Rechenkapazität aus den Rechenzentren der Kassen und Versicherer) gerechtfertigt sind. Partner können die auf Big-Data-Analysen spezialisierten Systemhäuser, Integrationspartner und IT-Hersteller sein.

5.2 In der Forschung

Weil typischerweise keine personenbezogenen Daten verarbeitet werden, bietet die Forschung zahlreiche Ansätze für Big-Data-Lösungen. Zudem gibt es in der Forschung schon immer „Big Data", auch wenn es vor 20 Jahren vielleicht nur 50 oder 100 Megabyte waren. Einige Szenarien sollen exemplarisch geschildert werden.

Im Labor und in der Arzneimittelforschung

Schon weitgehend etabliert sind Big-Data-Verfahren in der Arzneimittelforschung. Seit vielen Jahren werden Computertechnologien genutzt, um z. B. Moleküldatenbanken nach geeigneten Strukturen zu durchforsten oder um neue Wirkungsmechanismen zu finden. Die Arzneimittelforschung ist somit ein gutes Beispiel, dass Big Data kein Hexenwerk und kein Big-Brother-Thema ist und dass es im Gesundheitswesen schon immer „Big"-Data-Verfahren gegeben hat, denn auch vor zwanzig Jahren waren die entsprechenden Datenbanken so groß, dass sie mit einem handelsüblichen Server nicht in akzeptabler Zeit verarbeitet werden konnten. Speziallösungen entstanden, die nach heutigen Maßstäben ohne weiteres „Big Data" genannt werden dürften.

Mit Big-Data-Technologien –insbesondere für die Speicherung von Daten aus unterschiedlichen Quellen, den Zugriff auf und die Analyse unterschiedlicher Datenformate und unstrukturierter Daten – entstehen neue Datenmodelle und damit neue Anwendungen. Während früher riesige monolithische Datenbanken aufgebaut werden mussten, die dann mit der entsprechenden Rechenleistung durchsucht wurden, sind neue Analysemethoden darauf ausgelegt, über die Datenmodellbeschreibung und entsprechende Schnittstellen nahezu beliebige Quellen anzuzapfen, ohne diese für eine Datenbank umzuformatieren und neu abzuspeichern.

Die heutige Labortechnik kann zu einem wichtigen Datenlieferanten werden. Labordaten sind ein Beispiel für semistrukturierte Daten, mit denen heute nur im Kontext der konkreten Untersuchung des einzelnen Patienten weitergehende Analysen durchgeführt werden. Allerdings werden Labordaten derzeit aus verschiedenen Gründen, hauptsächlich wegen einer fehlenden Einverständniserklärung oder wegen eines überzogenen Datenschutzverständnisses, nicht genutzt. Dabei sind sie wichtige Quellen für Langzeitstudien zu Krankheiten und für die Pharmaforschung. Hier können Labore neue Geschäftsideen und neue Geschäftsmodelle entwickeln, mit denen die Daten auch über den ursprünglichen Zweck hinaus genutzt werden.

KI-Verfahren

KI und Machine Learning können in absehbarer Zukunft helfen, beispielsweise Therapie- und Medikations-Empfehlungen auszusprechen. Voraussetzung ist der Zugriff auf zahllose Falldaten und deren Analyse. Durch Big-Data-Technologien wird es künftig nicht mehr erforderlich sein, die Daten aus unterschiedlichen Quellen umzuformatieren und in eine neue, große Datenbank zu gießen. Die Anwendung von KI-Verfahren in der Diagnostik und für Therapieempfehlungen setzt jedoch noch einige Jahre Forschungsarbeit voraus.

Eine der oft genannten Ausprägungen von KI sind künstliche neuronale Netze. Diese können mit den entsprechenden Algorithmen die Funktionsweise von Nervenzellen in einem Computer darstellen. Entsteht dann beispielsweise an einer Zelle ein Reiz würde eine andere Zelle im künstlichen neuronalen Netz eine Reaktion zeigen. Mit den entsprechenden, teilweise noch sehr aufwändigen, Algorithmen können künstliche neuronale Netze heute unter anderem Bilder erzeugen, die von Menschen als „echte" Fotos erkannt werden. Umgekehrt können sie auch dazu verwendet werden, Bilder zu interpretieren. Oft taucht dann der Begriff „Machine Learning" auf, mit dem beschreiben wird, dass Algorithmen sich ohne weitere Eingriffe in die Programmierung, also allein über die Informationen in den Daten bzw. den Metadaten weiterentwickeln. Gemeint ist dabei, dass ein von einem Algorithmus vermeintlich richtig angezeigtes Ergebnis nicht noch einmal als richtig berechnet wird, wenn es von einem Menschen als „false positiv" (falscher Treffer) bewertet wird. In der Praxis sind jedoch sehr viele Iterationen erforderlich, damit dies tatsächlich gelingt.

Zwei häufig propagierte Anwendungsgebiete für KI sind

- Bildanalyse: Auswertung von Bildern aus bildgebenden Systemen zur Entlastung der Mediziner von Routineaufgaben
- Textinterpretation: Unterstützung von Forschern und praktischen Medizinern bei der Literaturrecherche zu verschiedenen Problemen/Fragestellungen

Ein Beispiel für KI in der Textanalyse: KI-Technologien können losgelöst von einem festen Übersetzungsschema Texte erkennen und auswerten, arbeiten also anders als beispielsweise die Sprachverarbeitung, wo die Muster aufgezeichneter Schallwellen mit Mustern in einem Wörterbuch verglichen werden. KI-Systeme erkennen kleinere linguistische Einheiten (Silben, Laute) und können so auch Wörter erkennen und in Text übertragen, die nicht in einem Wörterbuch stehen. Was vereint die Begriffe Kohle, Asche, Moos, Schotter, Flöhe – es sind Synonyme für das Wort Geld. Semantische Analysen und Abfragemechanismen, die den Sinn von Wörtern in KIS-Daten, Studien und Berichten erkennen, können manche Prozesse verbessern. So könnten beispielsweise auch Nichtmediziner Zusammenhänge in den Daten dargestellt bekommen und so Vorgänge rund um Erkältungskrankheiten aus dem Datenberg heraus betrachten. Das Beispiel mag trivial sein, illustriert aber das Potential der Daten in den KIS.

Was in Vertragsdaten stecken kann
Versicherungen sitzen auf einem gewaltigen Datenschatz, welchen sie nicht nur für ihre Geschäftsprozesse nutzen könnten. Selbstverständlich steht für viele Versicherungen im Vordergrund, die Anzahl der Versicherten zu erhöhen. Damit stehen mehr Beitragszahler für die Deckung der Kosten zur Verfügung. Seit einigen Jahren arbeiten die Unternehmen daran, vorhandene Geschäftsprozesse auf eine breitere Datenbasis zu stellen, allerdings durchaus im Rahmen der bisherigen technischen Rahmenbedingungen (IT-Infrastruktur, Serverlandschaft, Datenbankarchitekturen, Data Warehouses). Im Zusammenhang mit Big Data liegt es nahe, die Daten so anzuwenden, dass man das Verhalten der Versicherten beeinflussen könnte, um „gesündere" Versicherte zu erschaffen. Dies umschreibt die Methodik der Telematik-Tarife. Manche Unternehmen arbeiten sogar an der Entwicklung eines „neuen Menschen". Daraus entsteht aber kurz- und mittelfristig kein Nutzen, wahrscheinlich auch nicht langfristig (Abschn. 6.3).

Ein Nutzen entsteht für Versicherer, wenn sie die Vertragsdaten über ihren eigentlichen Geschäftszweck hinaus vermarkten. Das gilt übrigens auch für Versorgungsunternehmen wie die großen Stromkonzerne und die Stadtwerke.

Dabei sollten die Versicherungen und Kassen vor allem an Szenarien denken, die nicht darauf ausgelegt sind, mit dem Patienten neue sogenannte „Business Opportunities" zu erschließen – also typischerweise Produkte zu verkaufen – oder das Verhalten der Patienten zum Behufe der Kostensenkung zu beeinflussen.

Versicherungen und Kassen verfügen nicht nur über die Daten, sondern oft auch über die IT-Infrastruktur für Big-Data-Lösungen. Diese Daten könnten aus ihren jeweiligen Datenbanken ganz oder auszugsweise, und wo erforderlich pseudonymisiert oder anonymisiert, in einem Data-Lake zusammengeführt werden. Analysen können jetzt über alle Daten des Unternehmens laufen. Dabei sind es nicht mehr allein Vertragsabrechnungen und Kennzahlenermittlungen, die analysiert werden, sondern es können neue Erkenntnisse erarbeitet werden. Das könnten beispielsweise Kaufkraftinformationen sein, die sich dann wiederum mit weiteren Datenbeständen kombinieren lassen. So könnte die Versicherung aus aktuellen und historischen Datenbeständen ermitteln, wie sich die Kaufkraft in einer bestimmten Geografie entwickelt hat und daraus Prognosen für die Kaufkraftentwicklung ableiten. Das Ergebnis sind genaue und aktuelle Informationen, die anderen Unternehmen angeboten werden können. Selbst eine kleine Versicherung mit einem Mischangebot aus verschiedenen Versicherungssparten verfügt mit einem Marktanteil von beispielsweise fünf Prozent über einen Datenschatz aus rund zwei Millionen Haushalten. Damit allein können schon die Verknüpfungen von anonymisierten Vertragsdaten Informationen und Prognosen liefern, die aktueller und genauer sind, als klassische umfragebasierende Marktforschung oder ungenaue, weil schlecht überprüfbare, Analysen von Daten aus den Social-Media-Systemen. Durch die Verknüpfung der Daten kann die Versicherung sogar ein neues Geschäftsmodell erschließen: den Handel mit Daten. Der IT-Administrator würde dann zum Leiter der neuen Geschäftseinheit bestellt [2].

Krebsregister und Human Brain Project – vom Seziertisch zur modernen Forschung

Das Human Brain Project hat es sich zum Ziel gesetzt, die Funktionsweise des menschlichen Gehirns zu erforschen. In dem auf mehrere Phasen aufgeteilten, von der EU mit einer Milliarde Euro geförderten Projekt geht es unter anderem um die Erforschung der kognitiven Fähigkeiten des Menschen. Dabei soll eine Art Logiksimulator entstehen, mit dem die Funktionsweisen des Gehirns nachvollzogen werden können sollen. Es geht also nicht um ein künstliches Gehirn. Eine wichtige Komponente des Projekts ist eine enorm große Bibliothek an Falldaten aus aller Welt, die in unterschiedlichsten Formaten vorliegen. Ein Nutzen soll die Entdeckung von Ursachen für weitverbreitete Krankheiten wie Alzheimer sein. In dem Simulator kann dazu die Zusammenarbeit von Nervenzellen eines gesunden Gehirns und eines erkrankten Gehirns verglichen werden. Auch weitere Nutzen lassen sich ableiten, wie beispielsweise künstliche Nervensysteme zur besseren Steuerung von Prothesen, woran unter anderem die Technische Universität München arbeitet [7]. Das Human Brain Project ist in vieler Hinsicht exemplarisch, wie „Big Data" in der medizinischen Forschung funktionieren kann.

Ein Biotechnologieunternehmen betreibt mit HANA eine Technologieplattform, auf der Millionen wissenschaftlicher und medizinischer Veröffentlichungen sowie Auswertungen von weltweit verfügbaren Datenbanken mit klinischen und molekularen Daten für die Erforschung von Krebserkrankungen genutzt werden [15]. Allerdings ist hier deutlich zwischen Forschung und praktischer Arbeit am Patienten im Krankenhaus zu unterscheiden, schon um keine falschen Hoffnungen zu wecken.

Krebsregister mit Sammlungen von möglichst vielen Parametern (wie auch den Lebensumständen und Gewohnheiten von Patienten) können in der Forschung helfen, neue Zusammenhänge zu erkennen. Auch hier entstehen aus bisher schon genutzten Datenbanken und Konzepten Big-Data-Lösungen, indem diese um unstrukturierte Daten, darunter beispielsweise mündliche Beschreibungen von Umweltsituationen oder Audio-Aufzeichnungen aus Patienten-Interviews, und strukturierte Daten wie Statistiken anderer Institute in unterschiedlichen Formaten erweitert werden. Das setzt voraus, dass es offene Daten-Pools gibt, die von den am Gesundheitswesen beteiligten Instanzen gemeinschaftlich befüllt und genutzt werden. Hier sind gegebenenfalls nationale Initiativen gefragt, die offene Pools betreiben, und es setzt ein Verständnis der Beteiligten voraus, Daten in ein Pool zu laden.

Zu den frühen und deshalb besonders prominenten Beispielen gehört die Vorhersage der Grippewelle in Nordamerika, wobei nicht alle Marketingversprechen eingehalten werden konnten und das Projekt eingestellt wurde, wie es im nächsten Abschnitt erörtert wird [1].

Big Data muss nicht zwingend eine Revolution sein
Manchmal schießen die Visionen für Big-Data-Analysen im Gesundheitswesen über das Ziel hinaus. So war unter anderem davon zu lesen, dass Supercomputertechnologien sogar zur Bekämpfung von Ebola beitragen sollen. Bei genauerem Hinsehen sollen die Analysen durch einen Supercomputer helfen, Muster in den Bewegungen von Handys in Afrika zu erkennen. Die Idee der Computerbauer: Wenn die Standortdaten der Menschen, die in Westafrika eine SMS oder ähnliches zu Ebola senden, ausgewertet werden, lassen sich auch der Ausbreitungsweg einer Epidemie erkennen und durch Vorhersagen die Maßnahmen an den passenden Orten dirigieren [5]. Fragt man Menschen, die in Afrika arbeiten, so kommt schnell zutage, dass die Abdeckung mit Handys zwar groß ist und beispielsweise im Mobile-Banking und Micro-Payment Handys dort schon stark genutzt werden, aber zwischendurch ist das Handy ausgeschaltet oder dient lediglich als Statussymbol. Ob Sentiment-Analytics anhand der Standortdaten von SMS-Daten hier nun den erforderlichen Beitrag leisten können, sei dahingestellt [12]. Das Beispiel zeigt aber, wie unterschiedlich die Daten sein können, die im Gesundheitswesen eine Rolle spielen werden. Deswegen ist es auch für kleinere Häuser eine wichtige Aufgabe, Daten (entsprechend der gesetzlichen Lage und der ethischen Empfehlungen) zu speichern.

Ein weiteres prominentes, wenn auch schlussendlich missglücktes Beispiel ist die Vorhersage der Grippewelle anhand der Menge der Anfragen in einer Suchmaschine und deren Auswertung nach Regionen. Die Idee dahinter: Wer Anzeichen einer Infektion verspürt wird voraussichtlich auch eine Suchmaschine bemühen, um die Symptome zu prüfen, sich über ein Medikament zu informieren oder ein Medikament in einer Online-Apotheke zu bestellen. Allerdings ist hier eher der Wunsch der Vater des Gedankens gewesen. Im Rahmen einer entsprechenden Ankündigung über erfolgreiche Prognosen einer Grippewelle in einzelnen Regionen Nordamerikas gab es weltweit so viele Anfragen mit den hier zutreffenden Suchbegriffen, dass das Ergebnis durch die Neugier verfälscht worden ist. Inwiefern solche Ergebnisse eine statistische Relevanz haben, muss noch untersucht werden, da die Suchmaschinenanfragen weder verifiziert noch qualifiziert werden. Es könnte also auch ein Automat (Bot) die Anfragen erzeugen.

Der Punkt ist dabei, dass allzu triviale Auswertungen zu Fehlern führen. Die erforderlichen Kriterien, die bislang an statistische Auswertungen gelegt wurden, sind weiterhin anzuwenden. Ansonsten entsteht womöglich schnell eine Scheinkorrelation zwischen der Schuhgröße und den Leberwerten.

5.3   Direkt am Patienten

Bei der Arbeit mit dem Patienten, in der Diagnostik, für die Therapie und für die Arzneimitteltherapiesicherheit können Big-Data-Analysen mittelbar und unmittelbar zur Verbesserung der Qualität beitragen. Die Big-Data-Technologien dazu befinden sich vielfach noch in der Konzept-Phase, teils aufgrund von unzureichenden Technologien, teils aufgrund datenschutzrechtlicher Bedenken, teils aufgrund datenschutzrechtlicher Grenzen. Wirtschaftliche Interessen sollten allerdings nicht im Mittelpunkt von Big-Data-Lösungen für die Behandlung von Patienten stehen.

Diagnose, Therapie, AMTS
So könnten künftige Big-Data-Lösungen sehr viel größere Datenmengen, auch weltweit, für Diagnosen und Differentialdiagnosen heranziehen, um gerade bei selteneren oder komplizierten Erkrankungen schneller zu einem Ergebnis für den Patienten zu kommen. Diese Analysen können dann auch, wie in der Forschung, für die Recherche nach Therapieempfehlungen, Medikamentierung oder Kontraindikationen durchgeführt werden. Der Vorteil gegenüber herkömmlichen Verfahren wäre eine breitere, internationale Datenbasis. In dem vom Deutschen Krebsforschungszentrum in Heidelberg koordinierten, deutschlandweit an 55 kinderonkologischen Zentren stattfindenden INFORM-Projekt wurde bei etwa 150 Kindern pro Jahr mit Rezidiven einer Tumorerkrankung das komplette Tumorgenom sequenziert. Eine Software ergänzt das um klinische Daten, gleicht alles mit diversen Forschungsdatenbanken und der jeweils aktuellen Fachliteratur ab und generiert daraus konkrete Therapieempfehlungen. Große Mengen an Informationen unterschiedlicher Datenquellen werden dort gemeinsam analysiert. Am Ende entscheidet der Arzt, was er daraus macht und ob er die Vorschläge der Algorithmen

für relevant erachtet. In diesem Punkt unterscheidet sich die Big-Data-Analytik nicht von anderer Diagnostik [3].

Ebenso könnten Ärzte durch Suchmaschinen, die neben medizinischer Literatur auch Nachrichtenseiten oder andere Quellen in die Recherche einbeziehen, die nicht durch den Zyklus einer Fachpublikation gehen und so Hinweise nutzen, die erst sehr viel später in der Fachliteratur erscheinen. Die Hinweise könnten beispielsweise die denkbaren Nebenwirkungen anhand von Informationen aus unterschiedlichsten Quellen, einschließlich von Laienberichten in Social Media, genauer auf die Konstitution des konkreten Patienten beziehen.

Big Data in der Radiologie und mit anderen bildgebenden Systemen
Bildgebende Systeme wurden in den letzten Jahren immer weiter digitalisiert. Das erleichtert sicherlich den Transport und die Aufbewahrung der Bilder. Außerdem ist die Gefahr der Beschädigung der Filme dadurch eliminiert. Diese Digitalisate sind ein Datenschatz, der noch gehoben werden muss. Bisher bleiben diese Daten auf die Nutzung oft für den einzelnen Fall beschränkt. Die Auswertung von Bildern aus den bildgebenden System noch während der Erhebung oder im direkten Patientengespräch sind heute realistisch, aber spannende Forschungsprojekte ergeben sich aus der nachträglichen wissenschaftlichen Auswertung großer Mengen von Daten aus bildgebenden Systemen. Die Vision (!) lässt sich hingegen gut veranschaulichen: So könnten Big-Data-Lösungen die Bilder hunderttausender Patienten über lange Zeiträume verwalten und mit Analysetools, die oft mit „Künstliche Intelligenz" umschrieben werden, automatisiert auswerten. Der Arzt bzw. der Radiologe soll vom Computer bereits eine Vorauswahl von auffälligen Bildern vorgelegt bekommen, statt zahllose unauffällige Aufnahmen selbst sichten zu müssen. Alle Entwickler solcher Lösungen betonen immer wieder, dass dem behandelnden Arzt und den hinzugezogenen Spezialisten stets die Entscheidung überlassen wird. Schlussendlich muss also der Radiologe immer dann, wenn der Patient über unspezifische Schmerzen in einer Körperregion klagt, dennoch alle Bilder selbst auswerten, wenn der Computer alle Aufnahmen als unauffällig markiert hat. Nur so kann ein „fälschlich unauffällig" erkannt und ausgeschlossen werden.

Wie bereits geschildert, müssen die KI-Systeme, die Patientendaten aus bildgebenden Systemen automatisiert und in ferner Zukunft womöglich gänzlich bedienerfrei erzeugen und auswerten, derzeit noch mit tausenden Bildern angelernt und von hoch qualifizierten Spezialisten trainiert werden. Die bisherigen Versuche sind typischerweise als Proof-of-Concept angelegt und viele Versuche blieben im Versuchsstadium.

Neben diesen plakativ propagierten Ideen können Big-Data-Lösungen und -Algorithmen jedoch auch bei der Arbeit am Patienten eine Erleichterung und möglicherweise eine Kostensenkung bewirken. So könnten Big-Data-Lösungen durch die Übertragung, die Aufbewahrung und den Abruf von Röntgenbildern, Ultraschallaufzeichnungen etc. über große (größere) geografische Gebiete die Betreuung des Patienten verbessern: Damit entsteht sinngemäß ein PACS für eine Kleinstadt und dies würde allen Beteiligten den schnellen Zugriff auf die Daten erleichtern. Die Arbeit an solchen Big-Data-Konzepten ist möglicherweise nicht so spektakulär wie die Ausrottung einer Volkskrankheit, könnte aber schneller verwirklicht werden. Die Hürden liegen hier vor allem im administrativen Bereich, während die Big-Data-Lösungen typischerweise schon erhältlich sind.

5.4 Technologien und Lösungen im Überblick

Als Vorzeigebeispiel von Big-Data-Analysen im Gesundheitswesen wird von der IT-Industrie gern ein „Krebsregister" angeführt. Was steckt hinter diesem Wort? Gemeint ist, dass sämtliche Falldaten, von der Anamnese über die Therapie bis zum Ausgang der Behandlung, detailliert in einem sehr großen Daten-Repository abgelegt werden. Auch sämtliche Daten aus bildgebenden Systemen gehören dazu. Neben digitalisierten Röntgenbildern müssen also auch CRT-, MRT-Aufnahmen sowie Ultraschall-Aufzeichnungen verwaltet werden.

Ein wichtiger Schritt ist die Schaffung einer Plattform für die Vernetzung von Daten und Prozessen [9]. Dazu können Anwender auf neuartige Lösungen auf der Basis der Open-Source-Distributionen von Apache Hadoop oder auf kommerzielle Lösungen setzen. Der Vorteil der Open-Source-Lösungen liegt in der Flexibilität und den niedrigen Anschaffungskosten, denen ein hoher Aufwand an Eigenentwicklung gegenübersteht. Das gilt auch für die gegenwärtig von der IT-Industrie sehr stark angepriesenen Cloud-basierenden Frameworks. Auch dort ist ein sehr hoher Entwicklungsaufwand erforderlich.

Hadoop

Weil klassische PACS (Picture Archiving and Communication Systems) dafür nicht konzipiert sind und möglicherweise auch an ihre Leistungsgrenzen stoßen, und sei es durch Hardware-Limitierungen, sind hier neue Lösungen gefragt. Mit klassischen Datenbanken, PACS-Lösungen und Verwaltungssoftware würde ein Big-Data-Projekt schnell unwirtschaftlich werden oder schlicht zu langsam arbeiten. Big Data beschreibt somit die Gewinnung neuer Informationen, die in kürzester Zeit sehr vielen Nutzern zur Verfügung stehen müssen, mittels enorm großer Datenbestände aus unterschiedlichsten Quellen, um dadurch schneller erfolgskritische Entscheidungen treffen zu können [12].

Aus der Welt der Big-Data-Lösungen könnte zunächst die Software, die sich um Apache Hadoop entwickelt hat, betrachtet werden. Dabei handelt es sich um Open-Source-Komponenten, die geeignet sind, große Mengen polystrukturierter Daten zu verwalten und auf diesen Daten Analysen auszuführen. Ein Kernkonzept von Big-Data-Lösungen ist das schnelle Finden von Ergebnissen in großen Datenbeständen mit dem proprietären MapReduce-Verfahren, wovon Apache Hadoop eine Open-Source-Implementierung ist. Big-Data-Lösungen haben dann beispielsweise zum Ziel, durch immer wieder wiederholte Abfragen, um das Wort Analyse einmal zu vermeiden, in nahezu beliebigen Daten Übereinstimmungen zu finden, immer wieder vergleichbare ursprüngliche Diagnosen finden und dann Therapieempfehlungen vergleichen.

Vielfach wird ein Hadoop-basierender Speicher als Data Lake bezeichnet. Der Data Lake soll dem Konzept nach durch das Laden von nahezu beliebigen Daten, auch durch Extracts aus klassischen Data-Warehouses oder im Gesundheitswesen eben aus KIS, RIS und PACS befüllt werden.

Eine wie auch immer geartete Big-Data-Thematik lässt sich allerdings nicht allein damit beantworten, dass ein Hadoop-Cluster installiert wird. Auch dann nicht, wenn alle weiteren Komponenten aus dem Hadoop-Zoo implementiert werden. Mit Hadoop und den vielen Erweiterungen – konzeptionell und technisch interessant – stehen die Anwender heute etwa da, wo sie vor 20 Jahren auch mit Linux standen. Noch ist es Baumaterial, aus dem Lösungen erst zusammengezimmert werden müssen.

Neue Datenbanken

Big-Data-Technologien beziehen sich vielfach auf alternative Formen der Speicher-Organisation, darunter vor allem sogenannte „spaltenorientierte" Datenbanken. Diese können bei bestimmten Daten gegenüber traditionellen zeilenorientierten Datenbanken einen Geschwindigkeitsvorteil bei der Abfrage erreichen.

Es gibt eine Vielzahl spaltenorientierter Datenbanken bei deren Auswahl für ein Projekt neben den technischen Merkmalen vor allem weiche Faktoren – wie der Service und Support sowie die Entwicklungsleistung – in Deutschland im Vordergrund stehen sollten, um eine brauchbare Connectivität zu den Bestandsystemen herstellen zu können. Auch mehrdimensionale Datenbanken und Data-Warehouses gibt es für Big-Data-Aufgaben.

Im Gesundheitswesen gibt es zudem Anbieter von Datenplattformen, die sich auch für die Sammlung von Daten engagieren. Auf diese Daten könnten Anwender mit ihren Lösungen über die APIs der Datenbankplattform zugreifen.

Analysetools

Die Analysetools für Big-Data-Aufgaben haben sich aus klassischen Business-Intelligence- und Business-Analytics-Lösungen weiterentwickelt. Durch die Verarbeitung größerer Datenvolumina und Daten, die über die klassischen Kennzahlen hinausgehen, wurden diese Softwarelösungen vor allem hinsichtlich ihrer Prognosefähigkeiten verbessert.

Im Markt muss zwischen Anbietern mit einer Standardlösung, die auf den konkreten Zweck angepasst werden muss, und Anbietern mit Middleware, Softwarebibliotheken und entsprechenden APIs – kurzum Toolkits, mit denen die Anbieter eine Lösung für den Kunden entwickeln – unterschieden werden. Typischerweise unterstützen Systemhäuser die Toolkit-Anbieter.

Der Softwareanbieter Intersystems hat schon vor einigen Jahren ein Health Information Framework vorgestellt, mit dem alle Daten, die Gesundheitsdienstleister bei der Zusammenarbeit benötigen, mit einem standardisierten Datenmodell abgebildet und in einem flexibel erweiterbaren klinischen Repository definiert werden. So kann nahezu jede konkrete Anforderung als Modellierung eines Prozesses innerhalb dieses Datenmodells umgesetzt werden. Einzelne klinische Systeme wie

Radiologie, Kardiologie, Labor etc. liefern dann ihre Daten mittels etablierter Protokolle wie z. B. HL7 oder DICOM an das Repository, wo sie granular abgelegt werden. Dazu nutzen sie die vorhandene IT-Infrastruktur. Ein solches HIF ermöglicht es, auch neue Applikationen jederzeit auf gleichem Wege anzubinden. Darüber hinaus eröffnet das HIF auch eine Vielzahl von Möglichkeiten für neue Kooperationsformen und für die Vernetzung externer Gesundheitseinrichtungen – als Beispiel sei hier die Anbindung niedergelassener Ärzte über ein Zuweiserportal genannt. Partner entwickeln mit diesem Framework zum Beispiel einen „Master Patient Index" (MPI) oder eine Verlegungsprognose [9] – die im Krankenhaus ihrerseits als Datengrundlage für weitere Analysen oder als Anwendung verwendet werden können.

Literatur

1. Budras C (2014) „Google weiß, wo die Grippe lauert" in: Frankfurter Allgemeine Zeitung Online. http://www.faz.net/aktuell/wirtschaft/netzwirtschaft/google-flu-trends-big-data-kann-helfen-uns-gegen-krankheiten-zu-wappnen-13268389.html. Zugegriffen: 10. Okt. 2017
2. Gadatsch A, Landrock H (2016) Big Data für Einsteiger. Springer Vieweg
3. Grätzel von Grätz P (2015) Die Gratwanderung mit Big Data, in Ärzte Zeitung. https://www.aerztezeitung.de/politik_gesellschaft/medizinethik/article/886768/gesundheitswesen-gratwanderung-big-data.html. Zugegriffen: 13. Sept. 2017
4. Heuer F (2014) Das Social Krankenhaus. Manag Krankenh 5/2014:16
5. http://www.theguardian.com/world/2014/jul/08/doctors-technology-ebola-africa und http://www.dailymail.co.uk/sciencetech/article-3587987/IBM-s-magic-bullet-destroy-Zika-Ebola-herpes-Firm-enlists-Watson-supercomputer-combat-killer-viruses.html. Zugegriffen: 11. September 2017
6. https://irights.info/artikel/big-data-in-der-medizin/21054 zu Google Flu
7. https://www.tum.de/die-tum/aktuelles/pressemitteilungen/detail/article/30297/. Zugegriffen: 8. Dezember 2017
8. https://www.vda.de/de/services/zahlen-und-daten/jahreszahlen/automobilproduktion.html. Zugegriffen: 5. Dezember 2017
9. Intersystems-Presseinformation: „Datenintegration und Vernetzung im Gesundheitswesen", Darmstadt, 16. November 2010.:
10. Küll U (2012) Kleinräumige Analyse in der medizinischen Versorgungsforschung", Computerwoche Online, München. https://www.computerwoche.de/a/vogtlandkreis-kleinraeumige-analyse-in-der-medizinischen-versorgungsforschung,2523025. Zugegriffen: 14. Okt. 2017

11. Landrock H (2014) Neue Arbeitswelten. Manag Krankenh 9/2014:15
12. Landrock H (2014) Big Data für Jeden. Manag Krankenh 5/2014:15
13. Landrock H (2014) Schöne neue Datenwelt. Manag Krankenh 10/2014:19
14. Landrock H (2014) IT-Standardisierung. Manag Krankenh 6/2014:6
15. Red-Hat-Presseinformation: „Molecular Health migriert beim medizinischen Datenmanagement auf Red Hat Enterprise Linux for SAP HANA", Frankfurt, 19. Juni 2017
16. www.pflegewiki.de. Zugegriffen: 23. Sept. 2017

Rechtliche und ethische Aspekte

6

Big-Data-Projekte im Gesundheitswesen können heikel sein

> *„Ich werde die mir anvertrauten Geheimnisse auch*
> *über den Tod des Patienten oder der Patientin*
> *hinaus wahren." [2]*

Zusammenfassung

Der Mensch steht im Mittelpunkt von Big-Data-Analysen im Gesundheitswesen. Er liefert die Daten und profitiert davon. Der Datenschutz schränkt die Freizügigkeit ein und dementsprechend gilt Sorgfalt als Mutter der Porzellankiste. Jedoch ist oftmals mehr erlaubt, als angenommen. Zweckbestimmung vor allem bei administrativen Vorgängen und Einverständniserklärung bei medizinischen Vorgängen erlauben die Entwicklung von Big-Data-Lösungen.

6.1 Rechtliches

Anonymisierung, Pseudonymisierung und gesetzliche Erlaubnis – personenbezogene Daten können unter vielen Aspekten verarbeitet werden, auch im Gesundheitswesen. Generell gelten für Daten zunächst dieselben rechtlichen Grundlagen wie für alles andere Eigentum nach dem Bürgerlichen Gesetzbuch (BGB). Einen besonderen Schutz verdienen perso-

© Springer Fachmedien Wiesbaden GmbH, ein Teil von Springer Nature 2018
H. Landrock und A. Gadatsch, *Big Data im Gesundheitswesen kompakt*, IT kompakt,
https://doi.org/10.1007/978-3-658-21096-0_6

nenbezogene Daten nach dem Bundesdatenschutzgesetz (BDSG), wobei hier vor allem Paragraph 4 ausschlaggebend ist, sowie gesundheitsbezogene Daten nach dem Sozialgesetzbuch (SGB) X. Die Einwilligung ist auch die Kernforderung in der Europäischen Datenschutzgrundverordnung (DSGVO) [4]. Vielfach ist es aber sinnvoll, den Personenbezug zu entfernen, die Daten losgelöst vom einzelnen Menschen zu nutzen. Haben Daten keinen Personenbezug und ist dieser auch nicht rückführbar (können die Daten beispielsweise nicht mit einem Telefonbuch oder andere Quellen de-anonymisiert werden), dürfen Daten viel freier verwendet werden als bislang vermutet. Das Verarbeiten von Daten im Gesundheitswesen gilt insbesondere auch für die Nutzung der Betriebsdaten von Geräten. Da das Gerät und seine Nutzungsdaten Gegenstand der digitalen Analyse sind, ist es irrelevant, wie der Patient heißt etc. solange es nicht die medizinischen, diagnostischen Daten des Patienten sind. Hier gilt wieder der Eigentumsvorbehalt nach dem BGB. Gerätedaten dürfen also schon ohne Einwilligung gespeichert und verarbeitet werden. Für Big-Data-Szenarien sind Gerätedaten sicherlich nur eine Datenquelle von vielen. Wie jedoch eingangs dargestellt, liegen die Vorteile von Big-Data-Analysen in der Verarbeitung auch der Daten, die vielleicht für einen anderen Zweck erhoben worden oder losgelöst vom Zweck entstanden sind.

Die Vorteile die sich aus neuen Erkenntnissen anhand von bislang nicht genutzten Datenquellen ergeben können, müssen selbstverständlich klar und unverschleiert kommuniziert werden (Abschn. 6.2). So wäre auch eine freie Schichteinteilung durch die Kollegen (Abschn. 5.1) unter Berücksichtigung von anderen planungsrelevanten Informationen – betriebliche ebenso wie Daten aus Social-Media und Nachrichten – computergestützt mehr Freiheiten zulassen und zu einer Flexibilisierung des Arbeitslebens im Krankenhaus und in Pflegeeinrichtungen führen. Wird diese Vision den Mitarbeitern vermittelt, rücken persönliche Befindlichkeiten in den Hintergrund. Das heißt, das vor allem durch Aufklärung und Kommunikation eine wesentliche Voraussetzung für die Verarbeitung auch personenbezogener Daten erreicht werden kann: die Einwilligung.

Grundsätzlich (durchaus nicht prinzipiell!) sind auch personenbezogene Daten verarbeitbar, wenn einige wenige Rahmenbedingungen erfüllt sind:

- die Einverständniserklärung der Person liegt vor oder
- die gesetzliche Erlaubnis liegt vor.

Die gesetzliche Erlaubnis ergibt sich in vielerlei Hinsicht. Eine gesetzliche Erlaubnis für die Verarbeitung auch personenbezogener Daten liegt vor, wenn die Verarbeitung der Daten in einem direkten Zusammenhang mit der Vertragserfüllung des Unternehmens steht (das gilt vor allem die *nicht medizinischen* Daten, also die für den Krankenhausbetrieb erforderlichen Daten). Die gesetzliche Erlaubnis kann dementsprechend auch durch gesetzliche Speichervorschriften zu einer Verarbeitung personenbezogener Daten führen.

In Falle der Verarbeitung von personenbezogenen Daten und Daten, die der ärztlichen Schweigepflichten bis zu deren Aufhebung unterlagen, sollten besondere hochwertige Verfahren zur Anonymisierung, zum Schutz der Daten am Speicherort und beim Transport der Daten angewendet werden. Verfahren für die zuverlässige Anonymisierung sind unter anderem K-Anonymität (ganz gleich, wie gut Daten nach der Anonymisierung noch auf Personen abgebildet werden können, sind es dennoch immer k Personen), L-Diversity (Gestaltung der Anonymisierung, also unterschiedliche Anonymisierung für Datensätze einer Datenbank) und T-Closeness (anonymisierter Werte sollen sich dicht beieinander befinden, damit Ausreißer keine Anhaltspunkte für eine konkrete Person ergeben).

Keine Übermittlung von Gesundheitsdaten in außereuropäische Clouds

Generell ist die Nutzung von Cloud-Services für die Speicherung und Verarbeitung von Daten aus dem Gesundheitswesen in Deutschland möglich, wenn die schon genannten Rahmenbedingungen berücksichtigt werden. An außereuropäische Cloud-Infrastrukturen dürfen jedoch keine besonders schutzbedürftigen Daten, beispielsweise keine Gesundheitsdaten, übermittelt werden. Um einen rechtskonformen Vertrag über die Nutzung einer internationalen Cloud zu schließen, ist eine Reihe von Prüfungen erforderlich. Zum einen muss das deutsche Unternehmen klären, ob dem Betroffenen, dessen Daten exportiert werden, durch Zugriffe in anderen Staaten konkrete Nachteile drohen. Das deutsche Unternehmen muss daher vor einem Vertragsschluss mit einem US-Anbieter untersuchen, welche Arten von Zugriffen drohen, insbesondere aufgrund des Patriot Act, und welche Nachteile der Betroffene dadurch erleidet. Hier macht es einen Unterschied, ob die Zugriffe auf der Grundlage eines Gerichtsbeschlusses erfolgen oder durch einen National Security Letter des FBI. Unternehmen und Cloud-Provider sollten im Vertrag beispielsweise festlegen, in welchen Fällen der Cloud-Provider gegen einen NSL-Rechtsschutz vor US-Gerichten sucht [3].

6.2   Ethisches

Neben dem hippokratischen Eid gibt es viele Initiativen, die sich um die Datenverarbeitung im Gesundheitswesen und spezifisch um ethische Aspekte der Datenverarbeitung kümmern. Vor allem Interessen der Industrie, oft aus Ländern mit anderen Rechtssystemen, konfrontieren die Vertreter des Gesundheitswesens mit blumigen Szenarien, die mit der Privatsphäre durchaus laxer umgehen. Der Bitkom hat bereits im September 2015 „Leitlinien für den Big-Data-Einsatz im Überblick – Chancen und Verantwortung" [1] vorgestellt und auf dem Nationalen IT-Gipfel auch der Politik an die Hand gegeben. In den Leitlinien werden zahlreiche ethische Aspekte für Big-Data-Anwendungen erörtert und zwölf Leitlinien für den Big-Data-Einsatz formuliert [5].

Leitlinie 1 – Nutzen der Big-Data-Anwendungen prüfen
Big-Data-Anwendungen sollen einen klar erkennbaren Nutzen für die Verbraucher, Kunden oder die Gesellschaft haben.

Leitlinie 2 – Anwendungen transparent gestalten
Big-Data-Anwendungen sollen transparent sein, so dass die Betroffenen erkennen können, welche ihrer personenbezogenen Daten in welcher Weise verarbeitet werden.

Leitlinie 3 – Bevorzugt anonymisierte oder pseudonymisierte Daten verarbeiten
Soweit die Verarbeitung von anonymisierten oder pseudonymisierten Daten denselben Nutzen für die Beteiligten hat, sind solche Verfahren

vorzuziehen. Es gibt aber auch Verfahren, die sich nur sinnvoll einsetzen lassen, wenn personenbezogene Daten verwendet werden.

Leitlinie 4 – Interessen der Beteiligten abwägen

Personenbezogene Daten dürfen verarbeitet werden, wenn berechtigte Interessen der verantwortlichen Stelle dies rechtfertigen und keine überwiegenden Interessen der Betroffenen entgegenstehen. Unter denselben Voraussetzungen ist es auch zulässig, Daten zu verwenden, die ursprünglich für einen anderen Zweck erhoben wurden. Liegen diese Voraussetzungen nicht vor, dürfen die Daten nur verarbeitet werden, wenn die Betroffenen einwilligen.

Leitlinie 5 – Einwilligungen transparent gestalten

Wenn die Datenverarbeitung in Big-Data-Verfahren auf eine Einwilligung gestützt wird, muss die Einwilligung transparent sein, damit der Betroffene erkennen kann, welche Daten für welche Zwecke verwendet werden.

Leitlinie 6 – Nutzen für Betroffene schaffen

Big-Data-Anwendungen sollten auch einen Nutzen für Betroffene haben, die ihre Daten für die Bearbeitung zur Verfügung stellen.

Leitlinie 7 – Governance für personenbezogene Daten etablieren

Unternehmen sollten eine starke Governance etablieren, die eine gründliche Überprüfung von Zulässigkeit und Notwendigkeit von Big-Data-Anwendungen garantiert, den verantwortungsvollen Umgang mit Big Data sichert und die Rechte und Interessen der Betroffenen wahrt. Hierbei kommt dem betrieblichen Datenschutzbeauftragten eine wichtige Rolle zu.

Leitlinie 8 – Daten wirksam gegen unberechtigte Zugriffe schützen

Unternehmen, die Big-Data-Anwendungen einsetzen, setzen ausreichende technische und organisatorische Schutzmaßnahmen ein, um unberechtigte Zugriffe auf personenbezogene Daten zu verhindern.

Leitlinie 9 – Keine Daten zu ethisch-moralisch unlauteren Zwecken verarbeiten
Datenerhebungen, Verknüpfung von Daten oder andere Datenverarbeitungen zu ethisch-moralisch unlauteren Zwecken sind zu unterlassen. Das gleiche gilt, wenn die Erhebung, Verknüpfung oder Verarbeitung der Daten den Betroffenen schaden können.

Leitlinie 10 – Datenweitergabe nach Interessenabwägung ermöglichen
Die Weitergabe von personenbezogenen Daten an Dritte ist mit Einverständnis möglich. Möglich ist sie auch nach einer Interessenabwägung, wobei der Weitergebende die Risiken zu berücksichtigen hat, die sich aus der Zusammenführung mit anderen Datenbeständen beim Empfänger ergeben könnten. Dabei ist sicherzustellen, dass der Betroffene informiert wird.

Leitlinie 11 – Selbstbestimmtes Handeln ermöglichen
Unternehmen, die Big-Data-Anwendungen einsetzen, ermöglichen dem Betroffenen durch transparente Information über die Anwendungen und durch ergänzende Auskünfte selbstbestimmtes Handeln.

Leitlinie 12 – Politische Rahmenbedingungen vervollkommnen – Datenschutz und Datennutzen neu abwägen
Big-Data-Anwendungen können einen hohen Nutzen für die Gesellschaft und für jeden Einzelnen haben. Nicht nur Unternehmen sind daher gefordert, sondern auch die Politik. Sie entwickelt die Rahmenbedingungen so weiter, dass Big-Data-Anwendungen in Deutschland und der Europäischen Union sinnvoll eingesetzt werden können, Rechte der Betroffenen angemessen geschützt und ungerechtfertigte regulatorische Hindernisse abgebaut werden.

Die Weiterentwicklung einer datenbasierenden Wirtschaft in Deutschland und der Europäischen Union ist ein wichtiges politisches Ziel. Deutsche Unternehmen dürfen hierbei keinen Wettbewerbsnachteilen gegenüber Unternehmen aus anderen EU-Staaten oder anderen Staaten der Welt ausgesetzt sein.

Die Politik setzt einen Prozess auf, der die Weiterentwicklung des Datenschutzrechts auch nach Verabschiedung der EU-Datenschutz-Grundverordnung zum Ziel hat.

6.3 Verbesserung der Gesundheit der Gesamtbevölkerung

Es scheint legitim und praktikabel, die Ergebnisse von Analysen der Daten sehr großer Populationen (eine Stadt, eine Region, die Bundesrepublik, usw.) für weiterführenden Statistiken und Analysen heranzuziehen und daraus einen erzieherischen Ansatz für einzelne Individuen abzuleiten. Die Vision: Über kurz oder lang könne man die Bevölkerung durch Big-Data-Analysen zu einer „gesünderen" Lebensweise erziehen. Die Daten, die künftig aus all den digitalen Verfahren im Gesundheitswesen vor allem aber aus den Fitnessarmbändern entstehen, seien für die Erziehung der Bevölkerung heranzuziehen. Dann wäre allerdings der Big-Brother-Vorwurf gerechtfertigt. Eine Gesundheitserziehung aufgrund der permanenten Überwachung des Individuums ist jedoch genauso fragwürdig wie die pauschale Gesundheitserziehung über – zum Beispiel – regionale Big-Data-Analysen nach der Grundidee: Wenn in einer Region besonders viele Fälle von sagen wir Kopfläusen oder bestimmten Zivilisationskrankheiten auftreten, könnten die Menschen in dieser Region durch entsprechende Krankenversicherungskosten (beispielsweise durch einen regional unterschiedlichen Zusatzbeitrag) „erzogen" werden. Von den unethischen Aspekten solcher Konzepte abgesehen, würden die Menschen sehr schnell Wege und Mittel erfinden, um den Malus zu vermeiden. Der zugrundeliegende extrem hohe IT-Invest, ein solches IT-Projekt dürfte schnell in den mittleren Millionenbereich gelangen, würde sich schon durch Ausweichmaßnahmen der Menschen nicht rentieren.

Nicht zuletzt: Gerade Deutschland hat noch im letzten Jahrhundert mindestens zwei Systeme durchlebt, in denen die Erziehung der Bevölkerung durch den Staat zur Staatsdoktrin gehörte.

Literatur

1. Bitkom e.V. (2015) Leitlinien für den Big-Data-Einsatz – Chancen und Verantwortung. Bitkom, Berlin
2. Genfer_Deklaration_des_Weltärztebundes. http://www.bundesaerztekammer.de/
   fileadmin/user_upload/downloads/Genf.pdf. Zugegriffen: 21. Sept. 2017
3. https://www.heise.de/ix/artikel/Zugriff-auf-Zuruf-1394430.html. Zugegriffen:
   23. Sept. 2017
4. http://www.ethikrat.org/dateien/pdf/jt-21-05-2015-petri.pdf. Zugegriffen: 23.
   Sept. 2017
5. http://deutschland-intelligent-vernetzt.org/app/uploads/sites/4/2015/12/151130_
   FG2_018_PG_Smart_Data_Positionspapier_BigData_Leitlinien.pdf. Zugegriffen: 23. Sept. 2017

Fazit

Die ausgewählten Beispiele in diesem Buch zeigen, wie vielfältig und unterschiedlich die Daten sein können, die im Gesundheitswesen bereits heute eine Rolle spielen bzw. in Zukunft noch spielen werden. Big Data ist nicht nur ein Thema für die „Großen", sondern es ist auch für kleinere Einrichtungen im Gesundheitswesen eine wichtige Aufgabe, Daten (entsprechend der gesetzlichen Lage und der ethischen Empfehlungen) verstärkt digital zu nutzen. Dies erfordert allerdings noch hohe Anstrengungen, die internen Prozesse, aber auch Sektor-übergreifende Prozesse (insbesondere Patient – Arzt – Krankenhaus – Apotheke) zu digitalisieren.

© Springer Fachmedien Wiesbaden GmbH, ein Teil von Springer Nature 2018
H. Landrock und A. Gadatsch, *Big Data im Gesundheitswesen kompakt*, IT kompakt,
https://doi.org/10.1007/978-3-658-21096-0

Sachverzeichnis

A

Akzeptanz, 3
Analysetools, 59
Anonymisierung, 63, 65
   Verfahren, 65
Arbeitsablaufbeschreibung, 36
Arbeitswelt, 43
Arzneimittelforschung, 49
Arzneimitteltherapiesicherheit, 55
   AMTS, 8
Attribute, 26

B

Bedarfsabschätzung, 42
Behandlung, 32
Behandlungsstandard, 36
Behandlungs-Checkliste, 36
Beobachtungsdaten, 28
Betten-Management, 44
Beziehungen, 26
Beziehungsdaten, 28
Big Brother, 11
Big Data
   Datenarten, 5
   Historie und Grundidee, 4
Bilddatenarchivierungs- und
      Kommunikationssystem, 21
Bitkom, 14
Business Intelligence, 5

C

Case Map, 36
Clinical Care Plan, 36
Clinical Path, 36
Clinical Pathway, 36
Clinical Practice Guideline, 36
Controlling, 32

D

DALE-UV, 21
Daten
   personenbezogene, 63
   polystrukturierte, 41
   Rolle der, 3
Datenmodellierung, 26
   klassische, 28
Datenstrukturen, 25
DICOM, 22
digitale Transformation, 3
Digitalisierung, 6, 10, 40
Dokumentenorientierte Datenbanken, 28

E

eAbrechnung, 21
eArztbrief, 21
eHKS, 21
Einverständnis
   Erklärung, 12
Einweiserportale, 21
Elektronische Gesundheitsakte, 21

Elektronische Gesundheitskarte, 21
Elektronische Patientenakte, 21
Enterprise-Resource-Planning, 19
Entitätstypen, 26
ePVS, 21
eRezept, 21
ERP, 19
ethische Aspekte, 66
eÜberweisung, 21
E-Arztbrief, 21

F
Forschung
　　Big-Data in der, 49

G
Gebäudemanagement, 32
Geschäftsprozess, 26
Geschäftsprozess-Schritte, 32
Gesundheits-Apps, 13
Graphen-Datenbanken, 29

H
Hadoop, 58
HANA, 53
Handel, 11
Hartmannbund, 9
HL7, 22
Human Brain Project, 52
Hürden, 11

I
Industrie 4.0, 2
Informationsobjekt, 26

K
Kerngeschäftsprozesse, 34
Key-Value Datenbanken, 28
KI, 50
KI-Verfahren, 7
Klinischer Behandlungspfad, 36
Klinischer Pfad, 36
Krankenhausinformationssystem, 19
Krebsregister, 12, 53, 57

L
Logistik, 32
Lokalisierungsdaten, 28

M
Machine Learning, 12, 50
Maintenance
　　Predictive, 2
Management, 32
MapReduce, 58
Materialwirtschaft, 32
medizinische Versorgung
　　Steuerung der, 47
Modellierungsmethoden
　　datenflussorientiert, 33
　　kontrollflussorientiert, 33
　　objektorientiert, 33
Monitoring-Anwendungen, 21
Multi-Modell Datenbanken, 29
Multi-Value-Datenbanken, 29

O
Open Data, 45

P
PACS, 21
Patient
　　gläsern, 39
Patientenakte
　　elektronische, 10
Patientenerklärung, 7
Patientenkommunikation, 18
Patientenverwaltung, 32
Personalcomputer, 19
Personaleinsatzplanung, 43
Personalplanung, 43
Personalwesen, 32
Pflege, 32
Picture Archiving & Communication
　　System, 21
Predictive Maintenance, 45
Prognosen, 41
Prozesslandkarte, 35
Prozesslandkarte eines Krankenhauses,
　　35

Prozesslandkarten, 34
Prozesssteuerung, 18
Pseudonymisierung, 63

R
Radiologieinformationssystem, 21
Rehabilitation, 32

S
Smartphone, 14
Social Business, 43
Social Media, 11, 41, 64
Spaltenorientierte Datenbanken, 29
Steuerungsprozesse, 34
Swimlane-Diagramme, 34, 35
Systeme
    bildgebende, 56
    kybernetische, 2

T
Telediagnostik, 21
Telekonsultation, 21

Telemetrie, 21
Telemonitoring, 21
Therapieempfehlungen, 55

U
Unified Modeling Language, 34
Unterstützungsprozesse, 35
Untersuchung, 32

V
Versicherungen, 52
Versicherungsdaten, 32
Versorgungsforschung, 46
Vertragsdaten, 51
Vertrauensdienste, 12
Verweildauer, 8
Vorhersage, 54

W
Wahlleistungen, 32
Wertschöpfungskettendiagramme, 34

Printed in the United States
By Bookmasters